本书受中南财经政法大学出版基金资助

中南财经政法大学
青年学术文库

基于免疫原理的自适应入侵检测建模研究

孙夫雄　著

长江出版传媒｜湖北人民出版社

图书在版编目(CIP)数据

基于免疫原理的自适应入侵检测建模研究 / 孙夫雄著.
武汉：湖北人民出版社，2019.12
ISBN 978-7-216-09924-0
Ⅰ.基… Ⅱ.孙… Ⅲ.医学—免疫学—研究 Ⅳ.R392
中国版本图书馆CIP数据核字(2020)第018647号

责任编辑：刘天闻
封面设计：刘舒扬
责任校对：范承勇
责任印制：肖迎军

出版发行：湖北人民出版社	地址：武汉市雄楚大道268号
印刷：武汉市籍缘印刷厂	邮编：430070
开本：710毫米×1010毫米 1/16	印张：12
版次：2019年12月第1版	印次：2019年12月第1次印刷
字数：184千字	插页：3
书号：ISBN 978-7-216-09924-0	定价：58.00元

本社网址：http://www.hbpp.com.cn
本社旗舰店：http://hbrmcbs.tmall.com
读者服务部电话：027-87679656
投诉举报电话：027-87679757

前　言

当前世界各国信息化快速发展，信息技术的应用促进了全球资源的优化配置和发展模式的创新，互联网对政治、经济、社会和文化的影响更加深刻，信息化渗透到国民生活的各个领域，围绕信息获取、利用和控制的国际竞争日趋激烈，保障信息安全成为各国重要议题。中国是网络大国，也是面临网络安全威胁最严重的国家之一，网络安全已经成为关系国家安全和发展、关系广大人民群众切身利益的重大问题。

随着网络技术的不断发展和网络应用范围的不断扩大，对网络的各类攻击与破坏也与日俱增，同时攻击的手段日新月异，攻击的方式层出不穷，因此入侵检测系统面临着严峻的挑战。如何改善入侵检测系统的性能如有效性、健壮性和适应性等，是当前急需解决的问题。而自然免疫系统拥有多层次、多样性、独特性、动态防护性、自适应性、联想记忆等众多优点，由于其在抵抗病毒和细菌等病原体的入侵方面担当着与入侵检测系统类似的任务，因此自然免疫系统为解决入侵检测问题提供了一个自然的模板。本书基于免疫原理研究入侵检测技术，即利用生物免疫系统的原理、规则与机制来实现对入侵行为的检测和反应。

本书可供信息安全专业的师生了解计算机网络入侵检测领域的一般方法，并了解基于生物免疫系统的原理研发相应的入侵检测系统的总体框架及流程。

全书分为七章。第一章为绪论部分，介绍了本书的研究背景、意义及目的；综述了入侵检测模型的研究现状与进展。第二章介绍了免疫学的理论基础知识，分析了计算机安全和自然免疫系统之间的共同之处，以及两者间的差异。第三章从自然免疫系统的抽象模型研究入手，重点分析了当前入侵检测系统的免疫模型研究中存在的不足，给出了免疫模型的设计原则、建模思路和目标，并提出了一种新的基于免疫原理的自适应入侵检测模型 IAIDM（Immune-based Adaptive Intrusion Detection Model），概述了 IAIDM 的结构和工作原理。第四章类比自然免疫系统中先天 B 细胞的原理，提出了以最小候选检测器集合的概念来定义覆盖整个入侵检测的问题域所需检测器的最低数量，并对其空间覆盖特性、生成算法和初始化方式进行了深入的研究。第五章基于自然免疫系统中抗原显现的机制，深入研究与分析入侵检测系统中检测时间与检测空间之间存在的矛盾。第六章从入侵检测的有效性以及系统的适应性和柔性检测几个方面对基于免疫原理的自适应入侵检测模型的性能进行了测试和评价，并进行了扩展和优化。给出了最终系统实验及其结果分析。第七章进行总结和展望。

笔者长期从事信息安全的研究工作，对免疫系统在信息安全领域的运用进行了较深入的研究，取得了较多的研究成果，参与了多项纵横向课题的研究工作，主持并参与了省部级相关项目多项，在国内权威学术期刊及国际会议上发表学术论文数十篇，其中 EI 收录 11 篇。

书中有关内容直接引用、参考了国内外许多文献资料，在此向所有被引用文献的作者表示感谢。在书稿的完成过程中，自始至终得到了武汉大学黄天成教授、孙涛教授等学者的指导和帮助。

本书得到中南财经政法大学中央高校基本科研业务费专项资金资助（2722020JCT034）。

笔者希望尽力将本书写好，但由于水平有限，时间有限，书中难免出现疏漏，留下一些遗憾，希望读者提出宝贵意见，以便再版时修改和完善，甚为感谢。

目　录

1 绪论

1.1 研究概述

随着医学、生理学研究的长足进步，人们已发现自然免疫系统不仅仅是单纯排除外来入侵物，而且具有在多变的环境中保存和延续自己的重要功能。也就是说，各种淋巴细胞不是简单地在体液中散乱浮游，而是通过彼此通信，在有效性、适应性、可扩展性以及健壮性等方面具有先天的优势，基于自然免疫原理的人工免疫系统（AIS，Artificial Immume System）已经发展成为应用仿生学的一个重要分支，AIS 凭其强大的信息处理能力，在自动控制、计算机安全、机器人、故障检测与恢复以及优化问题等方面取得广泛的应用。

本书在深入研究生物免疫机制的基础上，结合入侵检测系统自身的特点，研究基于免疫原理的自适应入侵检测模型。具体目标是针对现有计算机免疫安全系统在可靠性、知识性方面的缺陷问题，研究自然免疫系统中 B 细胞进化、抗原显现、B 细胞的克隆选择与高频突变、抗体间抑制与激励等重要的免疫机制，研究检测器在不同检测阶段中的演变形式及其行为属性，设计检测器的活化函数和相互间激励或抑制的算法，实现检测器动态更新和联想记忆的功能。

1.2 研究背景及意义

近年来互联网的迅速发展，给人们的日常生活带来了全新的感受，人类社会各种活动对信息网络的依赖程度已经越来越大，计算机网络已经成为信息化社会发展的重要保证。互联网在中国的发展更是迅猛，中国互联网络信息中心（CNNIC）于2018年1月31日发布了第41次《中国互联网络发展状况统计报告》，报告显示截至2017年12月，我国网民规模达7.72亿，手机网民规模达7.53亿，普及率达到55.8%，超过全球平均水平（51.7%）4.1个百分点，超过亚洲平均水平（46.7%）9.1个百分点。中国上市互联网企业超百家，市值接近9万亿元，互联网正在以超出人们想象的深度和广度迅速发展，已经发展成为中国影响最广、增长最快、市场潜力最大的产业之一，给人们的日常生活提供了极大的便利。

世界各国信息化快速发展，信息技术的应用促进了全球资源的优化配置和发展模式的创新，互联网对政治、经济、社会和文化的影响更加深刻，信息化渗透到国民生活的各个领域。一方面各国围绕信息获取、利用和控制的国际竞争日趋激烈，另一方面网络系统自身安全脆弱性的客观存在，操作系统、应用软件、硬件设备不可避免地会存在一些安全漏洞，网络协议本身的设计也存在一些安全隐患，这些都为黑客入侵系统提供了可乘之机，即便是安全防范严密的军事网络系统也曾多次遭受攻击。所以，网络安全已成为制约信息化发展的一个关键问题，亟待解决。因此，如何保障信息安全成为各国重要议题。

在我国，网络空间安全问题尤为严重。据统计有近1.28亿互联网用户遭遇过身份盗用、交易诈骗、网络钓鱼等，初步估计损失超过150亿元人民币。国家互联网安全响应中心数据显示，2014年国内有1100余万台主机被4.2万台境外服务器控制，国家信息安全漏洞共享平台（CNVD）收录到的漏洞达9163个，被植入后门的网站达4万余个，约有3万个网站被恶意篡改，超过620余万台主机感染了木马或僵尸程序，导致我国成为分布式拒绝服务（DDOS）攻击的全球最大受害国（约占64.6%）和全球最大来源国（约占46.6%）。2014年国内网民有超过31.8%的用户接触过钓鱼网站或木马程序，造成的经济损失同比2013年增长了400%。2015年发生的“12306网站撞库事件”“网易邮箱用户信息泄露”等事件表明，网络安全关乎每个人的生活。

面临日益严重的网络空间安全问题和日益激烈的国际竞争，习主席强调“没有网络安全就没有国家安全，没有信息化就没有现代化”。日新月异的渗透手段和攻击技术对我国的安全防御能力提出了新的挑战。保障网络空间信息安全，已成为我国的国家安全发展战略。我国国家互联网信息办公室发布《国家网络空间安全战略》，指出网络空间安全事关人类共同利益，事关世界和平与发展，事关各国国家安全。维护我国网络安全是协调推进全面建成小康社会、全面深化改革、全面依法治国、全面从严治党战略布局的重要举措，是实现“两个一百年”奋斗目标、实现中华民族伟大复兴中国梦的重要保障。

网络空间安全的研究具有巨大的市场价值。2016年全球信息安全市场规模同比增长7.9%，预计2020年市场规模将达到1130亿美元，以美国为主导的北美市场仍然占据全球最大的市场份额。预计2016—2020年中国信息安全产品市场规模将保持18%以上的增长率，2020年市场规模预计达到761.95亿元。在政策方面，2014年成立中共中央网络安全和信息化领导小组，2016年，网络安全被正式列入“十三五”规划重点建设方向；2017年6月1日起，我国网络安全法正式实施。目前我国在网络安全方面的投入占整个IT行业的比重仍低于美国等发达国家，在网络安全法的推动下，产业投入有望持续增加。

入侵检测技术是继“防火墙”“数据加密”等传统安全保护措施后的新一代安全保障技术。作为一种积极主动的安全防护技术，它有效地补充和完善了其他安全技术和手段，提高了信息安全基础结构的完整性。一个有效的入侵检测系统（Intrusion Detective System，IDS）不仅要求能够正确地识别系统中的入侵行为，而且还要考虑到检测系统本身的安全以及如何适应网络环境发展的需要。随着各种攻击手段的不断提高，网络流量持续增大，迫切要求新型的具有自学习和自适应能力的智能入侵检测系统的出现，所以入侵检测技术的研究涉及计算机、数据库、通信、网络、密码学和人工智能等综合知识，具有重要的理论研究意义。

动态的、自适应的以及智能的入侵检测系统是当前入侵检测技术的研究方向，生物的自然免疫系统在抵抗病毒和细菌等病原体的入侵方面担当着与入侵检测系统类似的任务，其分布性、扩展性、健壮性及适应性等特性为设计高性能的入侵检测系统提供了新的思路。本书旨在针对当前入侵检测系统存在的不足，深入地研究与借鉴生物免疫的原理，提出网络入侵检测新的免疫模型以解决当前入侵检测模型自适应能力不强、可扩展性较差及检测效率较低等问题。

1.3 国内外研究现状

1.3.1 入侵检测概述

网络安全模型由主体、对象和访问控制规则组成。它定义了主体如何按照访问控制规则访问对象，访问控制规则决定于网络的安全策略，网络安全策略规定了如何处理信息，是对网络系统的用户和软件行为许可的定义或描述，通常由系统管理员规定。安全模型是定义和实现安全策略的方法的抽象。概括地说，计算机网络安全的目标有以下五个方面。

（1）机密性（Confidentiality）。只有授权用户才能访问机密或限制性的数据。

（2）完整性（Integrity）。保证数据不由于恶意或偶然原因而被破坏。

（3）可用性（Availability）。保证合法用户能够有效地访问相关信息和系统资源。

（4）可说明性（Accountability）。在发现网络系统受损的情况下，网络安全系统能够保留足够的信息来确定受损原因。

（5）正确性（Correctness）。安全系统由于错误判断导致的误报警次数应该低于允许的阈值。

传统的网络安全方法主要是利用操作系统的识别和认证（IA，Identification and Authentication）、访问控制机制、防火墙和加密系统等，它们分别提供系统和网络级的安全保护。

访问控制机制由于以下两方面的原因，带来了潜在的安全问题。①配置问题：访问控制规则没有被正确地定义，为黑客攻击提供了可能。②程序错误：程序实现中的错误也使黑客可能利用访问控制机制攻击系统。

防火墙被用来在一个不可信网络（如因特网）与一个可信网络（如机构专用网）之间提供一个安全的边界。防火墙通常包含一个数据包过滤器、一组代理服务器、安全 IP 通道或虚拟专用网 VPN 等。防火墙是最广泛应用的网络级访问控制产品，为了能使防火墙生效，进入可信网络的所有网络传输都必须经过防火墙。但是，由于防火墙可能的配置错误以及防火墙实现中存在的缺陷等原因，防火墙也成为黑客攻击网络的通道。网络流量以指数方式增长的趋势和网络安全问题日渐严重的现实，传统的网络安全方法存在的局限性以及相关的网络技术的迅速发展，牵引和推动了一个新的网络安全技术即入侵检测技术的应运而生。

1986 年，多萝西·丹宁（Dorothy Denning）首次提出了一种通用入侵检测模型，如图 1-1 所示。模型的三个主要部件是事件生成器（Event Generator）、活动记录器（Activity Profile）和规则集（Rule Set），目前，该模型仍然得到广泛的应用。

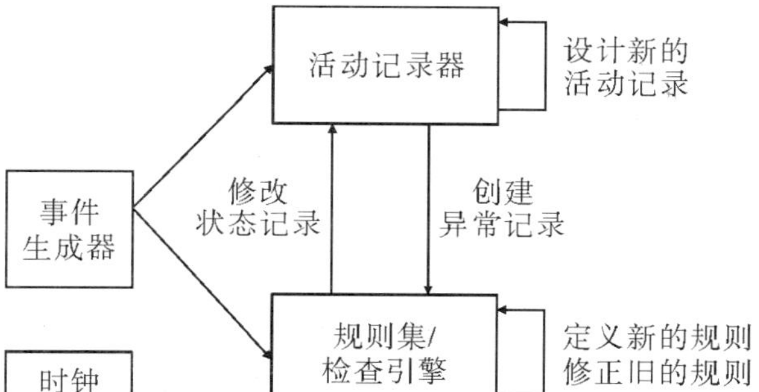

图 1-1 通用入侵检测模型

丹宁的通用入侵检测模型标志着入侵检测技术成为一个独立的研究领域。IDS 通过收集、分析有关网络安全的信息，寻找网络系统的违规模式和未授权的访问尝试。当发现违规模式和未授权访问时，IDS 根据系统安全策略做出快速的反应。IDS 根据其采用的技术，可划分为异常入侵检测和误用入侵检测两大类型。

1.3.1.1 异常入侵检测

异常入侵检测是指能够根据用户的行为和对网络系统资源使用的异常所进行的检测。异常入侵检测试图用定量方式描述可接受的行为特征，以区分非正常的、潜在的入侵行为。它首先建立所保护的系统的正常特征轮廓，然后监测从审计数据报告上来的实际活动，通过它们与正常轮廓间的偏离程度来判别出异常行为活动。

异常入侵检测与系统相对无关，不需要系统及其安全性缺陷专门知识，通用性较强，能够检测出一些未知的攻击方法。但由于不可能对整个系统内的所有用户行为进行全面的描述，而且每个用户的行为是经常改变的，所以它的主要缺陷在于误检率很高，而且配置和管理起来比较复杂，尤其在用户数目众多，或工作方式经常改变的环境中。另外，由于行为模式的统计数据不断更新，入侵者如果知道某系统处在检测系统的监视之下，他们可以通过恶意训练的方式，促使检测系统缓慢地更改统计数据，以至于最初认为是异常的行为，经一段时间训练后也被认为是正常的，这是目前异常入侵检测所面临的一大困难。

1.3.1.2 误用入侵检测

误用入侵检测是指利用已知的攻击模式来检测入侵。误用入侵检测又称为基于签名的入侵检测和基于知识的入侵检测。

与异常入侵检测相反，误用入侵检测主要是通过按预先定义好的入侵模式对用户活动行为进行模式匹配来检测入侵行为，它能直接检测不利的或不可接受的行为。误用入侵检测准确度和效率都很高，但其缺陷是无法检测到新的攻击行为。另外，误用入侵检测系统对目标系统的依赖性太强，因而系统移植性不好，维护工作量大。

从入侵检测体系结构的角度，通常将 IDS 划分为基于主机的 IDS、基于网络的 IDS 和混合分布式的 IDS。

（1）基干主机的 IDS。早期的 IDS 大多属于这种类型，用于审计用户的活动以检测入侵，比如用户的登录、命令操作、应用程序使用资源情况等，运行在被检测的主机或单独主机上，丹宁通用入侵检测模型就是建立在这类主机之上的。

（2）基于网络的 IDS。通常置于比较重要的网段内，通过线路窃听的手段对截获的网络分组进行处理，从中提取有用的特征模式，再通过与已知入侵特征相匹配或与正常网络行为原型相比较来识别入侵事件。基于网络的 IDS 根据网络流量、协议分析、简单网络管理协议信息等数据来检测入侵。

（3）混合分布式的 IDS。随着网络系统结构的复杂化和大型化，网络入侵手法趋向于多样化，入侵行为不再是单一的行为，而是表现出相互协作入侵的态势，单是基于主机的入侵检测系统或是基于网络的入侵检测系统都会造成主动防御体系不全面。不同类型的 IDS 之间需要优势共享、缺陷互补与协同检测，以便能够组合各种入侵检测的信息，更精确地识别和定位入侵行为，这也就形成了混合分布式入侵检测系统。

1.3.2 入侵检测模型研究现状

从丹宁提出通用入侵检测模型至今，入侵检测技术已经经历了 30 多年的发展历程。随着网络技术与科学技术的迅速发展，各种分析方法（如专家系统、统计分析、数据挖掘、人工智能及机器学习等）被广泛运用于入侵检测的建模研究，其中具有代表性的入侵检测模型有以下几种。

1.3.2.1 基于专家系统的模型

专家系统（Expert System）是最早的误用入侵检测方案之一，基于由专家经验事先定义规则的推理系统，它将策略声明和已知的攻击编码成一个规则集，其中规则具有 if-then 格式，当规则左边的条件得到满足时就执行右边的动作。专家系统的建立依赖于知识库的完备性，知识库的完备性又取决于审计记录的完备性与实时性。专家系统的优点在于把系统的控制推理过程从问题解决的描述中分离出来，用户不需要理解或干预专家系统内部的推理过程，而只需把专家系统看作是一个自治的黑盒子（Black Box）。专家系统应用于入侵检测时，不能检测出未知入侵。

1.3.2.2 基于统计分析的模型

基于统计分析模型是最早的异常入侵检测系统，首先收集大量的训练数据，对训练数据中各个属性的取值范围划分统计度区间，确定统计度量值 Q，由 Q 值计算统计测度 S。对数据中的每个元素按时间间隔计算特征属性 S_i，进而计算出各时间段的用户轮廓 T_i^2，形成正常行为轮廓库。在检测时，对于采集到的每一网络事件，把其属性值与已有的统计区间相比较，计算各元素对应的 Q 值，由 Q 值计算 S，再计算 T^2，把 T^2 与轮廓库中的 T^2 相比较，以确定该事件的性质。其问题在于其不能反映事件在时间顺序上的前后相关性，然而许多预示着入侵行为的系统异常都依赖于事件的发生顺序。

1.3.2.3 基于规则的模型

属于异常入侵检测模型。模型动态建立和维护一个规则库，如树形规则库以及基于时间的规则推理库等，利用规则对事件进行层层判别，与统计异常入侵检测类似。其区别在于：基于规则的入侵检测模型使用一系列的规则（rules）而不是统计出的系统度量（metrics）来表示系统的使用模式。

1.3.2.4 基于数据挖掘的模型

数据挖掘指从大量实体数据中抽取出模型的处理，这些模型经常在数据中发现对其他检测方式来说不是很明显的事实。计算机网络导致大量审计记录和网络连接记录，单独依靠手工方法去发现记录中的异常现象是不现实的，也不容易找出记录间的相互关系。利用数据挖掘技术，建立具有“if…then…”形式的分类规则模型，来检测异常行为和已知的入侵。其缺点在于局限于已知的入侵类型上，不能适应网络升级和未知入侵的有效检测需要。

1.3.2.5 基于代理的检测模型

基于代理的检测模型是在一个主机上执行某种安全监控功能的软件实体，由于代理的检测通常以自治的方式在目标主机上运行，因此本身只受操作系统的控制，不会受到其他进程的影响，这为系统提供了良好的扩展性和发展潜力。基于代理的入侵检测系统的灵活性保证它可以为保障系统的安全提供混合式的架构，综合运用误用入侵检测和异常入侵检测，从而弥补两者各自的缺陷。

1.3.2.6 基于神经网络的模型

基于神经网络的模型通过自主学习算法来发现数据中隐藏的结构，包含两个阶段。第一阶段是构造入侵分析模型的检测器，通过对代表用户行为的历史数据集进行训练，完成网络的构建和组装；第二阶段则是入侵分析模型的实际运作阶段，网络接收输入的事件数据，与参考的历史行为相比较，判断出两者的偏离度。其优点是具备非参量化统计分析，即不使用固定的系统属性集来定义用户行为，属性的选择是不相关的，对所选择的系统度量不做预期统计分布的提前假定；其缺陷在于很难提取相关的入侵特征知识，无法满足安全管理需要。另外，模型训练时在很多情况下不能从训练数据中学习到特定的知识，系统趋向于形成某种不稳定的网络结构。

1.3.2.7 基于免疫原理的入侵检测模型

受入侵检测系统和生物免疫系统之间存在的可类比性的启发，借鉴生物免疫机制如“自我/非自我”（self/nonself）识别机制、抗体的耐受过程等进行入侵检测建模。1994 年新墨西哥大学的福莱斯特等率先提出了将生物免疫机制引入计算机系统的安全保护框架中，使用否定选择算法来检测受保护的数据和程序文件的变化，为研究入侵检测系统开辟了崭新的领域，国内外许多学者在这一领域进行了大量卓越的工作。1999 年霍夫迈尔等人将免疫的原理和思想推广到网络入侵中去，并进行了深入的理论分析和研究。其优点是系统能检测到未知的入侵行为，具备误用入侵检测和异常入侵检测的能力。其缺点是在很有限的程度上利用了免疫系统的免疫机制、体系结构及从中抽象提取的算法，通常只能保护静态的数据文件和软件，有待于提高到动态环境。

还有许多研究人员对入侵检测模型进行了大量的研究工作，提出并实现了其他一些入侵检测模型和原型系统，不同的建模方法会在不同的方面有所侧重，例如遗传算法模型、机器学习和模式识别模型、互信息和熵模型等，这里不再列举。

评价入侵检测模型的优劣一般从四个方面来考虑，即检测性能、适应性、可扩展性以及健壮性。检测性能是指 IDS 具有高的检测率和低的误检率即有效性；适应性是指系统能够适应变化的入侵，又能够容忍自身的变化；可扩展性指系统易于融入新的检测模块或易于适应网络环境的变化；健壮性是指系统的部分检测组件发生故障或不起作用时，系统总体检测性能虽然会受到一定程度的影响，但不会导致系统整个崩溃或完全失去检测能力。总的来说，当前的入侵检测模型存在以下几个方面的问题。

（1）检测性能方面。自 1987 首次向研究界引入基于异常的入侵检测以来，该领域的发展迅速，检测攻击的各种方法和技术大量涌现，但由于入侵者总是想方设法掩盖其攻击的痕迹，并不断地采用各种方法逃避入侵检测系统的检测，如阻止审计记录的产生、篡改日志记录或伪装数据包、持续而缓慢的攻击等，使得入侵检测系统无法得到可靠的数据源。虽然学术界提出了各种异常入侵检测技术，在实验研究报告中取得了在低误报率为 1%、高检测率为 98%的成果，但在实际运行环境中性能远未达到人们的理想水平，这也是为什么基于异常的入侵检测方法仍不被工业界所采用的原因。而检测新型入侵的能力只能采用异常入侵检测的方法，异常入侵检测的计算代价非常大，检测效率低且引起过多的虚警。因此，提高入侵检测系统对新型攻击的检测率并降低虚警率是当前入侵检测系统面临的最重要的问题。

（2）适应性方面。基于误用入侵检测技术的 IDS 无法检测将来出现的新型的攻击，并且由于其学习方法的局限性，更新速度慢，因而往往难以适应目前层出不穷的新的攻击方式。基于异常入侵检测技术的 IDS 虽具备检测新型攻击的能力，但其保护的系统是动态变化的如增加新的用户、新的服务，即建立起的正常行为轮廓不是一成不变的，因此动态变化的网络环境以及层出不穷的攻击方式都对传统的静态的入侵检测系统构成严重的挑战。

（3）可扩展性方面。当前的入侵检测系统往往对检测环境进行预先假设，以至不能根据其应用环境进行灵活的配置。如基于神经网络等方法的检测模型，要么依赖于特定类型的操作系统，要么依赖于特定的网络结构。

（4）健壮性方面。当前的入侵检测系统通常对检测过程的集中控制程度较高或不同检测组件之间的依赖程度较大，导致其某个检测组件突然失效时，常常会引起整个检测系统的功能丧失。

1.3.3 基于免疫原理的自适应入侵检测模型

生物的免疫系统是一种自适应的、自组织的、分布式的系统，是一种能够抵挡外来病原体的具有复杂功能的防御系统。人工免疫系统是一种灵感来源于生物免疫系统，用于解决计算机领域问题的新兴算法。生物免疫系统是哺乳动物抵御外来病毒侵害的防御系统，动物的生命过程中会遇到各种伤害可能，免疫系统为其正常的活动起着重要的作用。生物免疫系统的一大特点就是用有限的资源有效地应对了数量庞大且种类多变的病毒入侵。受此特性的启发，人们设计了一种具有对多峰值函数进行多峰值搜索和全局寻优的新型算法。这种算法称为免疫算法（Immune Algorithm）。人工免疫系统的研究结果已涉及控制、故障诊断、模式识别、图像识别、优化设计、机器学习、联想记忆和计算机安全性等许多领域。因此将生物免疫机制引入入侵检测的研究领域具有广阔的发展前景。

入侵检测的免疫模型是模拟自我/非自我的识别、抗体的耐受过程、抗原显现、先天 B 细胞克隆选择和突变、免疫细胞间的抑制和激励等免疫机制，实现有效的异常入侵检测保障计算机和网络系统的安全。由于基于生物免疫原理的入侵检测模型具有先天的优势，因此本书在深入研究生物免疫机制的基础上，结合入侵检测系统自身的特点，研究一种基于免疫原理的自适应入侵检测模型 IAIDM（Immune-based Adaptive Intrusion Detection Model），体现以下的特点。

1.3.3.1 有较高的检测性能

引入了模糊技术，平滑处理正常与异常之间的严格界限，更灵活地处理攻击和合法的判断。利用异常呈现与异常触发机制，有效地解决检测系统中检测时间与检测空间的矛盾问题，将漏检率最小化，动态检测和记忆检测相配合，使检测系统结合了异常入侵检测和误用入侵检测的优点，具有较高的检测率。

1.3.3.2 具有较强的自适应性

针对网络环境的变迁和网络行为方式的改变，具有增量式更新的机制，并对未知入侵行为具有较强的学习能力，能记忆学习的结果而自动形成误用入侵检测的能力。模型能依据当前网络的安全环境，动态和灵活地调整检测策略，即当网络的安全环境恶劣时，利用较多的系统和网络资源，进行快速有效的检测入侵；而在平时未遭受入侵的情况下，尽可能少的耗费系统资源。

1.3.3.3 可扩展性强

不对检测环境进行预先假设，因此不依赖于任何系统而存在，当检测环境变化时检测系统不需要做过多的改动。

1.3.3.4 较好的健壮性

模型的收集和分析组件分布于多个检测节点上，最小化了检测过程的集中控制程度，同时模型中的检测器呈集群分布，具有冗余特征，少量检测器的损失对模型的检测性能不产生大的影响。

1.4 本书组织结构

本书围绕具有免疫功能的自适应入侵检测建模问题展开了深入的研究。共分 7 章，主要内容如下。

第一章给出了本书研究的背景与意义，接着从入侵检测的概念入手，阐述了入侵检测系统的分类及其体系结构，综述了入侵检测模型的研究进展与概况，给出了当前入侵检测模型所存在的问题，并提出了解决问题的思路。最后给出了全书的主要内容安排。

第二章介绍了免疫学的理论基础，包括免疫的体系结构、免疫识别、受体多样性、免疫系统的适应性及免疫耐受现象等内容，这些免疫原理是本书研究工作的理论基础。最后分析了 IDS 和自然免疫系统之间的共同之处，以及两者间的差异。

第三章从自然免疫系统的抽象模型研究入手，重点分析了当前 IDS 免疫模型研究中存在的不足，给出了免疫模型的设计原则、建模思路和目标，并研究一种新的基于免疫原理的自适应入侵检测模型 IAIDM（Immune-based Adaptive Intrusion Detection Model），概述了 IAIDM 的结构和工作原理。最后给出了 IAIDM 模型的实验数据集，以及特征属性的选择和归一化预处理方法。

第四章类比自然免疫系统中先天 B 细胞的原理，研究以最小候选检测器集合 M 的概念来定义覆盖整个入侵检测的问题域所需检测器的最低数量，并对其空间覆盖特性、生成算法和初始化方式进行了深入的研究。在此基础上研究一种新的基于最小候选检测器集的否定选择算法 MBNSA（M-Based Negative Selection Algorithm），以避免传统否定选择算法中繁重的迭代过程，详细给出了算法的相关定义和推导过程，并分析了算法的时间和空间复杂度。另外研究了面向行为子集的异常阈值计算方式，引入密度等高线来实现自我空间的模糊划分，使算法 MBNSA 产生的检测器集更符合当前网络安全的状况。最后分析了训练集的非完备问题对 IAIDM 模型的影响以更新的策略，研究增量式批量更新算法 IMBNSA（Incremental Algorithm of MBNSA），给出了算法的实施步骤，算法 IMBNSA 能增量式地动态更新发生变化的局部样本空间，使入侵检测系统能迅速适应网络环境的变化。

第五章针对当前入侵检测系统中检测时间与检测空间之间存在的矛盾，进行了深入的研究与分析，基于自然免疫系统中抗原显现的机制提出了“静则勿动，变才需求”的异常呈现与异常触发机制，给出了实现异常呈现的反向判定规则集的遗传算法 GAND（Genetic Algorithm of ND）以及由异常触发而产生初始检测器群的方案。在此基础上，将免疫应答、克隆选择、高频突变、免疫细胞间的抑制和激励等免疫机制引入 IAIDM 模型，设计检测器的演变阶段和形式，并给出和分析检测器的激活和相互间激励或抑制的算法，实现了检测器动态更新和联想记忆的功能。

第六章首先从检测器的角度描述了 IAIDM 模型的工作特性。从入侵检测的有效性以及系统的适应性和柔性检测几个方面对 IAIDM 模型的性能进行了测试和评价，测试结果对比于“KDD CUP 1999”大赛中各类入侵检测系统、入侵检测算法以及经典的免疫模型，IAIDM 模型在检测效果、适应性和柔性检测等方面的性能表现得更为优越。在性能分析的基础上，对 IAIDM 模型进行了扩展和优化，使其性能得到了进一步的完善。最后，描述了

IAIDM 在实际网络中的运行情况，运行测试结果验证了 IAIDM 建模方法的有效性。

第七章对本书进行了总结，并展望了今后的研究方向。

1.5 记号与约定

为了方便和简洁起见，下面给出书中常出现的记号与约定。

U	模式空间
S	自我模式空间
N	非我模式空间
n	空间维度
e^-	漏检错误
e^+	误检错误
ε	相似度阈值或识别阈值
d	检测器
C_d	d 的识别域
M	最小候选检测器集
C	d 的覆盖域
c	空间网格
L	M 中检测器的数目
A	整数索引空间
$m(c)$	网格密度
δ_{low}	密度阈值
C_{self}	$m(c)>\delta_{low}$ 的 c 集合
C_{ne}	$m(c)>0$ 的 c 集合
leve i	密度等高线
u	异常阈值
Δ_S	新的模式插入

ΔC_{self}	密度属性发生变化的 c 集合
B	反向判断规则集合
r	异常刺激半径
$d_{\text{T-I}}$	初始检测器
$d_{\text{T-II}}$	成熟检测器
$d_{\text{mem}}^{\text{I}}$	自动免疫型记忆检测器
$d_{\text{mem}}^{\text{II}}$	被动免疫型记忆检测器
SN（d_i）	初始检测器集
MN（d_i）	成熟检测器集
MEM（d_i）	记忆检测器集
α	活化概率调节系数
β	激励调节系数
T-I	$d_{\text{T-I}}$生命周期
T-II	$d_{\text{T-II}}$生命周期
T-III	$d_{\text{mem}}^{\text{II}}$生命周期
t_{ab}	异常模式的生命周期
m	活化 d 的克隆数量
γ	转化为 $d_{\text{mem}}^{\text{I}}$概率
∂	初始权限
$\Delta\partial$	权限增长系数
$\nabla\partial$	权限削减值
$\partial_{\max}$	权限上限
χ	转化为 $d_{\text{mem}}^{\text{II}}$概率

2　自然免疫系统和入侵检测系统

本章首先介绍了自然免疫学的基础原理，包括免疫系统的体系结构、免疫识别、受体多样性、免疫系统的适应性及免疫耐受现象等，这些免疫原理是本书研究的理论基础，最后给出了自然免疫系统和入侵检测系统之间的相似之处。

2.1　引言

生物免疫系统是一个高度进化的生物系统，它旨在区分外部有害抗原和自身组织，从而清除病原并保持有机体的稳定。从生物免疫系统的运行机制中获取灵感，开发面向应用的免疫系统计算模型-人工免疫系统（AIS，Artificial Immume System），提供了噪声忍耐、无教师学习、自组织，不需要反面例子，能明晰地表达学习的知识，结合了分类器、神经网络和机器推理等学习系统的一些优点。从信息科学角度来讲，AIS 由于它强大的信息处理能力，被认为是一个非常重要且非常有意义的研究方向，而从生物角度来看，开发基于免疫系统的计算机模型有助于人们进一步认识和发展生物免疫学，并将会带给人类社会更大的进步。

2.2 免疫学发展

人类社会的免疫学发展经历了经验免疫学、经典免疫学和现代免疫学三个阶段。

2.2.1 经验免疫学

经验免疫学的特点是凭借经验操作，没有任何理论指导，它的时间跨度很长，是从 11 世纪到 19 世纪。我国早在 1000 多年前的唐朝，药王孙思邈就提出过以毒攻毒的方法，他从天花患者的疮中取出脓汁，将脓汁敷在皮肤表面用于预防天花，一直到了明代，人痘接种法才渐渐开始流行，各种有关种痘的书籍如雨后春笋一般冒出来。在中医著作中，除了伤寒，就属种痘的书籍最多。人痘接种术从 18 世纪开始传到欧洲，对 1796 年琴纳发明牛痘苗起到了重要的启示作用，接种牛痘预防天花是人类预防传染疾病的一个划时代的重大发明，逐步在全世界推广使用。

2.2.2 经典免疫学

经典免疫学时期（19 世纪中叶—20 世纪中叶），其特点是人们对免疫功能的认识从人体现象的观察进入了科学实验时期，但其回避了机体免疫反应的基本生物学规律即“自己”与“非己”的识别作用，从而忽视了对免疫生物学应有的重视与研究。

进入 19 世纪后，微生物学在法国免疫学家巴斯德和德国细菌学家科赫等人的努力下得到了迅速发展，在方法学上创造性地解决了细菌的分离培养，从而能获得纯种细菌，为人工菌苗的制备创造了条件。巴斯德更有意识地研究获得减毒菌株的方法，通过系统的科学实验，终于发现了应用物理、化学以及生物学方法可获得减毒菌株。1881 年，巴斯德应用高温培养法获得了减毒菌株，从而制备了炭疽菌苗。其后他又将狂犬病毒在兔体内经连续传代获得了减毒菌株，从而制备了炭疽菌苗，巴氏减毒菌苗的发明为实验免疫学建立了基础。

19 世纪末，俄国学者梅契尼科夫发现了细胞吞噬作用，提出了细胞免疫学说，认为吞噬作用是机体免疫防御主要手段。德国学者贝林和埃尔利希据此提出了体液免疫学说，认为血清的杀菌作用是抵抗病原体的主要手段。

1934 年，马拉克提出了关于抗原抗体反应格子学说，从理论上解释了血清学反应现象。1938 年，蒂塞利乌斯和卡巴特建立了血清蛋白电泳技术，从而证明了抗体活性存在于血清丙种球蛋白部分，其后建立了分离纯化抗体球蛋白的方法，为抗体理化性质的进一步研究建立了基础。

2.2.3 现代免疫学

20 世纪 60 年代，克隆选择学说的提出为免疫生物学的发展奠定了理论基础，使现代免疫学的发展方向发生了重大变化。

进入 70 年代，尼斯等用免疫荧光法证明了淋巴细胞膜 Ig 受体存在并认为是 B 细胞的特征。费尔德曼等用半抗原载体效应证明了 T 和 B 细胞在抗体产生中的协同作用。乌纳努埃等证明了巨噬细胞在免疫应答中的作用，它是参与机体免疫应答的第三类细胞。从而证明了机体免疫应答的发生是由多细胞相互作用的结果，并初步揭示了 B 细胞的识别、活化、分化和效应机制，使免疫学的研究进入细胞生物学和分子生物学的领域。

1972 年，杰尼根据现代免疫学对抗体分子独特型的认识而提出了免疫网络学说，认为在抗原刺激发生之前，机体处于一种相对的免疫稳定状态，抗原进入机体后打破了这种平衡，导致了特异抗体分子的产生，当达到一定量时将引起抗 Ig 分子独特型的免疫应答，即抗独特型抗体的产生。因此抗体分子在识别抗原的同时，也能被其他抗独特型抗体分子所识别，这一点无论对血流中的抗体分子或是存在于淋巴细胞表面作为抗原受体的 Ig 分子都是一样的。在同一动物体内一组抗体分子上独特型决定簇可被另一组抗独特型抗体分子所识别，而一组淋巴细胞表面抗原受体分子亦可被另一组淋巴细胞表面抗独特型抗体分子所识别，这样在体内就形成了淋巴细胞与抗体分子所组成的网络结构。网络学说认为，这种抗独特型抗体的产生在免疫应答调节中起着重要作用，使受抗原刺激增殖的克隆受到抑制，而不至于无休止地进行增殖，借以维持免疫应答的稳定平衡。

免疫学对医学其他各领域的渗透产生了一些免疫学分支学科，促进了医学的发展。现代免疫学的发展丰富了基础医学的内容：产生了免疫生物学、免疫药理学、免疫血液学、肿瘤免疫学、移植免疫学、变态反应与自身免疫病学等分支学科。免疫学不仅已从单纯的抗感染免疫的范畴扩大到涉及当代医学几乎所有的领域，而且在人类生殖控制以及延续衰老等方面都将产生重要的影响。

2.3 自然免疫学基础

生物体处于大量的有害微生物如细菌、病毒和真菌等统称为病菌的持久包围之中，这些病菌是许多疾病的根源，比如肺炎是由细菌、病毒引起的，艾滋病和流感是由病毒引起的，而疟疾是由寄生虫引起的，等等。脊椎动物在漫长的岁月中进化出高度复杂的、多层次的、不可缺少的防御机制即自然免疫系统，以免疫系统的形式保护生物体不受外部细菌、病毒的感染，如果没有免疫系统的有效作用，生物体在几周内就会死亡。除人类以外，植物、鱼类、昆虫也都具有比较发达的免疫系统，但人类免疫系统是最复杂的，对人们解决问题的启发作用也最大。

免疫系统是异常复杂的系统，其复杂程度不亚于大脑。在医学上，免疫学是一门独立的学科，目前免疫学已经发展出诸如基础免疫学、临床免疫学、分子和细胞免疫学等，但是关于免疫系统工作的机制以及许多免疫现象还有大量的问题没有研究清楚，相当多的研究还停留在理论研究阶段，现有的理论免疫学的相关成果还存在较大的争论，目前获得公认的一些关于免疫机制的研究成果也只能解释部分免疫现象。

2.4 免疫系统

免疫系统是生物体体内一系列的生物学结构和进程所组成的疾病防御系统，是由免疫器官（骨髓、脾脏、淋巴结、扁桃体、小肠集合淋巴结、阑尾、胸腺等）、免疫细胞［淋巴细胞、单核吞噬细胞、中性粒细胞、嗜碱粒细胞、嗜酸粒细胞、肥大细胞、血小板（因为血小板里有 IgG）等］，以及免疫活性物质（抗体、溶菌酶、补体、免疫球蛋白、干扰素、白细胞介素、肿瘤坏死因子等细胞因子）组成的自适应系统，具有免疫监视、防御、调控的作用。免疫系统具有识别和排除抗原性异物、与机体其他系统相互协调，共同维持机体内环境稳定和生理平衡的功能。免疫系统具有分布特性，能在局部和全局的两个层面完成相应的免疫功能，也具有独特性，同一种群的不同生物体内的免疫系统功能具有很大差异性。

免疫系统具有多层的体系结构如图 2-1 所示，为生物体构筑了多层安全防线。最外层的是皮肤，它是防御感染的第一道屏障。第二道屏障是生理学的，如体温和 pH 值等，通过为病菌提供不适宜其生存的生化条件，阻止其危害。病菌一旦突破这些屏障进入体内，免疫系统依靠固有性免疫应答和适应性免疫应答对病菌发起有效的免疫反应，保护生物体的安全。

物理屏障：也即是皮肤黏膜的体表屏障，皮肤由皮脂膜、角质层角蛋白、脂质、“三明治”结构、砖墙结构、真皮黏多糖类、黏多糖类等共同构成，抵御外界有害物、刺激物、日光进入，同时具有保湿及调节抗炎作用。皮肤和黏膜能分泌多种杀菌灭毒物质，例如皮肤的汗腺能分泌乳酸使汗液呈酸性（pH5.2~5.8），不利于细菌生长。皮脂腺分泌的脂肪酸，有杀细菌和真菌作用。不同部位的黏膜腺体能分泌溶菌酶、胃酸、蛋白酶等各种杀菌物质。口腔中的唾液链球菌产生的过氧化氢能杀死脑膜炎奈瑟菌、金黄色葡萄球菌、白假丝酵母菌等；咽喉部的甲型链球菌能抑制肺炎链球菌生长等。但少数病原微生物如羊布氏杆菌、野兔疫杆菌和钩端螺旋体等，可突破健康皮肤和黏膜的屏障作用，侵入体内引起传染。

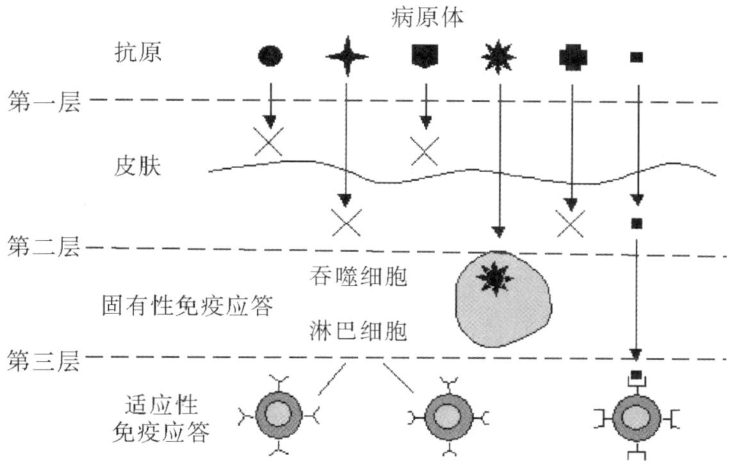

图 2-1 免疫系统的体系结构图

内部屏障：包括淋巴结屏障、血脑屏障和胎盘屏障等。淋巴结内的树状细胞捕获固定突破皮肤、黏膜的外围屏障的病原体，然后由巨噬细胞销毁。血脑屏障由脑毛细血管壁、软脑膜和胶质细胞等组成，能阻止病原微生物和大分子毒性物质由血液进入脑组织及脑脊液，是防止中枢神经系统感染的重要防卫机构。胎盘屏障阻止母体内的多种病原微生物通过胎盘感染胎儿。

执行固有性免疫应答的主要是吞噬细胞的吞噬病原体作用，自然杀伤细胞对病毒感染的杀伤作用，及血液和体液中存在的抗菌分子。免疫系统的固有性免疫应答部分又被称为固有免疫系统，在病菌感染的早期（数分钟至 96 小时内）执行免疫功能。

适应性免疫系统初次检测到某种病菌时，发起初次应答，初次应答的速度很慢，通常在初次感染 96 小时以后，才能够观测到明显的免疫反应，然后经过大约三周的时间才能够清除感染。初次应答之后，免疫系统保留导致这种感染的病菌的记忆，当再次被这种病菌感染时，适应性免疫系统发起快速而有效的二次应答，二次应答通常很快，以至于没有明显的再感染的临床反应，二次应答的能力可持续存在相当长的时间甚至终身。

与免疫系统相辅相成的有淋巴系统和补体系统。

2.4.1 淋巴系统

淋巴系统（Lymphoid System）像遍布全身的血液循环系统一样，是一个网状的液体系统。该系统由淋巴组织、淋巴管道及其中的淋巴液组成。淋巴系统是人体的重要防卫体系，它与心血管系统密切相关。淋巴系统能制造白细胞和抗体，滤出病原体，参与免疫反应，对于液体和养分在体内的分配也有重要作用。白细胞是免疫系统执行免疫功能的主要部分。

淋巴器官（Lymphoid Organs）是以淋巴组织为主的器官，在体内实现免疫功能，故又称免疫器官，可分为中枢淋巴器官和周围淋巴器官两类。中枢淋巴器官出现在胚胎发生时期，包括胸腺和骨髓，是淋巴细胞产生和分化的地方；周围淋巴器官出现在胚胎发生较晚时期，包括淋巴结、脾、扁桃体黏膜内的淋巴组织，是进行免疫反应的地方。在抗原刺激下，淋巴细胞增殖分化，产生参与免疫应答的 T 效应细胞或浆细胞。T 效应细胞产生和释放各种淋巴因子，浆细胞分泌抗体。所以，周围淋巴器官是免疫活性细胞定居和增殖的场所，也是免疫应答的重要部位。周围淋巴器官广泛分布于全身各重要部位，形成第二道免疫防线。

淋巴细胞具有特异性免疫反应、增殖转化和免疫记忆的三大特性。

2.4.1.1 特异性免疫反应

特异性免疫反应是指淋巴细胞表面有抗原受体，用以识别抗原。不同淋巴细胞的抗原受体是不同的，每一受体只能与相应的抗原相结合，抗原受体类型约有 100 万种，全身的淋巴细胞总合起来就能识别各种抗原。

2.4.1.2 增殖转化

正常情况下体内大多数淋巴细胞均处于静止状态，只有当某种淋巴细胞受到相应抗原刺激后才被激活，这个过程称为转化性。一般需经过 40 小时，淋巴细胞形态上发生了明显变化，由一个直径 5~7 微米的小淋巴细胞转变为一个 20~30 微米的大淋巴细胞，细胞的代谢增强，形态明显变化，核增大，染色质变细，核仁明显，胞体内核糖体增多，胞质染色呈较强的嗜碱性。淋巴细胞转化后，进行分裂增生，其中大部分可形成参与免疫应答的效应细胞，如能破坏靶细胞的T效应细胞，或能分泌抗体的浆细胞（B效应细胞），这些细胞代谢活跃，能产生免疫效应，但寿命短（数天或数周）。

2.4.1.3 免疫记忆性

淋巴细胞经抗原激活转化后，分裂增殖形成的细胞中，有一部分再度转化为静息状态的淋巴细胞，称为记忆性（T或B）淋巴细胞，其寿命长，可达数年或终身存在，它们在遇到相应抗原刺激后，能迅速转化为效应细胞，及时清除抗原，使机体免于发病。淋巴细胞这些特性，保持淋巴细胞正常形态和生理的动态活动。

2.4.2 补体系统

补体系统由一系列的蛋白质组成，属先天免疫系统的一部分。30余种蛋白质存在于血清、组织液和细胞膜表面，其活化过程表现为一系列丝氨酸蛋白酶的级联酶解反应。补体系统参与机体的特异性和非特异性免疫机制，表现为抗微生物防御反应，免疫调节及介导免疫病理的损伤性反应，是体内一个重要的效应系统和效应放大系统。

补体系统提供最早的固有应答，透过一连串的酵素相互切割启动，最终在目标微生物上形成类似孔洞的膜攻击复合物（Membrane Attack Complex，MAC），使微生物破裂而死亡。补体成分能被抗原抗体复合物或者抗体激活，通过溶胞、调理、吞噬以及介导炎症反应来清除免疫复合物，表现出相应的生物学功能，包括增强吞噬作用，增强吞噬细胞的趋化性，增加血管的通透性，中和病毒，细胞溶解作用，免疫反应的调节作用等。

2.5 免疫细胞

适应性免疫系统主要由淋巴细胞组成，淋巴细胞是免疫系统中起主要作用的微小白细胞。淋巴细胞之间共同作用，检测病菌并协助清除病菌，淋巴细胞又分为 B 淋巴细胞和 T 淋巴细胞，简称为 B 细胞和 T 细胞。免疫细胞之间作用如图 2-2 所示。

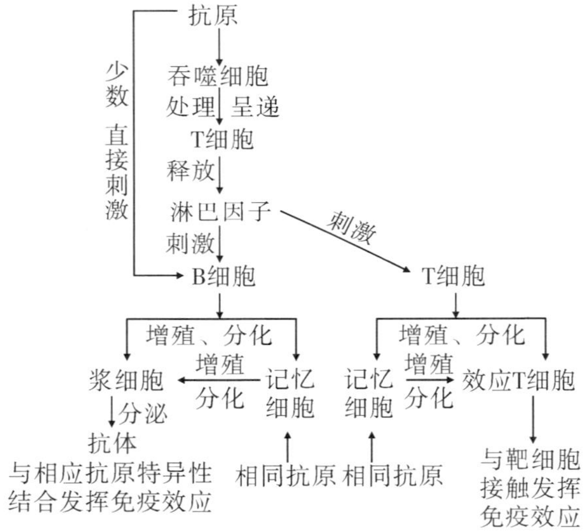

图 2-2 免疫细胞之间作用图

生物体内有众多的淋巴节点，每个节点含有数以万计的淋巴细胞，每个淋巴节点是一个独立的检测系统，节点之间没有或只有有限的集中控制，因此适应性免疫系统是一个分布式系统。网络入侵检测系统也应是一个分布式系统，它的入侵信息收集和分析构件应该分布在网络中多个检测节点上，并最小化集中控制。基于免疫原理的 IDS 引用的免疫机制大部分来之适应性免疫系统，因此本书主要介绍适应性免疫系统。

2.5.1 B淋巴细胞

B淋巴细胞亦可简称B细胞，来源于骨髓的多能干细胞，在迁入法氏囊或类囊器官后，逐步分化为有免疫潜能的B细胞。成熟的B细胞经外周血迁出，进入脾脏、淋巴结，主要分布于脾小结、脾索及淋巴小结、淋巴索及消化道黏膜下的淋巴小结中。受抗原刺激后，一部分B细胞会分化成核比例较大的大淋巴球，叫浆细胞。浆细胞的细胞质中且会出现一些颗粒，这些颗粒容易被甲基蓝等天青染料所染色，同时会出现抗体，发挥体液免疫的功能。另一部分B细胞经过抗原激活后并不成为浆细胞，而是成为记忆B细胞。当再次遇到相同抗原时，记忆B细胞能迅速做出反应，大量分化增殖。

B细胞的分化过程主要可分为前B细胞、不成熟B细胞、成熟B细胞、活化B细胞和浆细胞五个阶段：

2.5.1.1 前B细胞

前B细胞是从骨髓中淋巴干细胞分化而来，只存在于骨髓和胎肝等造血组织，由于无轻链和膜表面Ig的表达，因此缺乏对抗原的反应能力。

2.5.1.2 不成熟B细胞

不成熟B细胞与抗原结合，产生负应答，使B细胞转变为受抑制状态，不能继续分化为成熟的B细胞，这是形成自身免疫耐受的机制之一。

2.5.1.3 成熟B细胞

成熟B细胞被相应抗原或多克隆刺激剂刺激后成为活化B细胞，继而发生增殖和分化。

2.5.1.4 活化B细胞

活化B细胞中的一部分可分化为小淋巴细胞，停止增殖和分化，并可存活数月至数年，当再次与同一抗原接触时，很快发生活化和分化，产生抗体的潜伏期短，抗体水平高，维持时间长，这种细胞称为记忆B细胞。

2.5.1.5 浆细胞（效应B细胞）

浆细胞是成熟B细胞接受抗原刺激后，在抗原递呈细胞和辅助性T细胞（Th 细胞）的辅助下成为活化 B 细胞，进而分化而来，合成和分泌各类免疫球蛋白，同时获得了 PC-1（plasma cell antigen-1）等浆细胞特异性标志。

人体动态地维持 B 细胞的平衡，大量 B 细胞每天不断地产生和消亡，B 细胞活化和分化的频率即依赖于抗体与抗原结合度，也依赖于其他 B 细胞的刺激，B 细胞在分裂过程中不仅复制自身，还产生变异，使抗体分子具有多样性以识别未知的抗原。当刺激水平降低时，B 细胞逐渐停止分裂并死亡。图 2-3 是一个 B 细胞示意图。

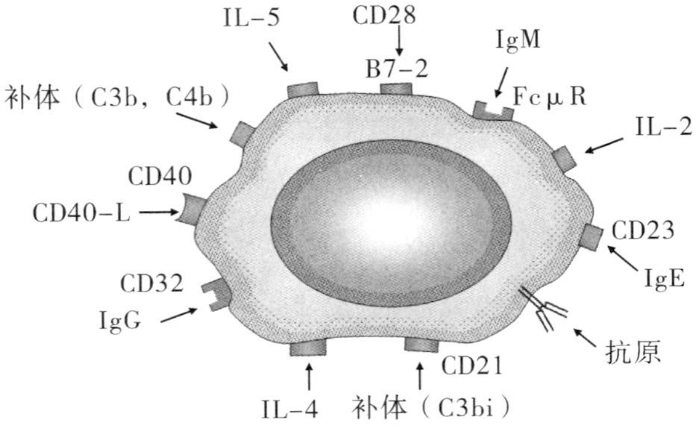

图 2-3　B 细胞

2.5.2　T 淋巴细胞

T 淋巴细胞简称 T 细胞，是源于骨髓的淋巴干细胞在胸腺中分化、发育成熟后，通过淋巴和血液循环而分布到全身的免疫器官和组织中发挥免疫功能。多能干细胞从骨髓迁移至胸腺后，在胸腺素的诱导下，经历一系列有序的分化过程，逐渐在胸腺发育成熟为识别各种抗原的 T 细胞库。按免疫应答中的功能不同，可将 T 细胞分成若干亚群：辅助性 T 细胞、抑制性 T 细胞、效应 T 细胞、细胞毒性 T 细胞、迟发性变态反应 T 细胞、记忆 T 细胞。

2.5.2.1 辅助性 T 细胞

辅助性 T 细胞的表面有抗原接收器，可以辨识抗原呈献细胞的 MHC

Class II 分子呈献的抗原片段，在免疫反应中扮演中间过程的角色：可以增生扩散来激活其他类型的产生直接免疫反应的免疫细胞。如图 2-4 所示，辅助性 T 细胞与抗原结合时分泌作用于 B 细胞并刺激 B 细胞的分子。

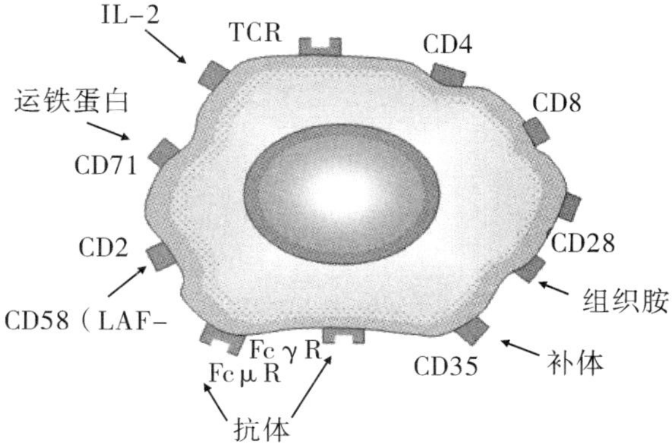

图 2-4　T 细胞

2.5.2.2 抑制性 T 细胞

抑制性 T 细胞能抑制辅助性 T 细胞活性，从而间接抑制 B 细胞的分化和 TC 杀伤功能，对体液免疫和细胞免疫起负向调节作用的 T 细胞亚群，如其功能失常，则免疫反应过强，引起自身免疫性疾病。

2.5.2.3 效应 T 细胞

效应 T 细胞是 T 细胞接受抗原刺激后，经过增殖、分化形成的细胞，具有释放淋巴因子的功能，在此过程中，有一小部分 T 细胞成为记忆细胞，这个阶段称作感应阶段。

2.5.2.4 细胞毒性 T 细胞

也称杀伤性 T 细胞，是一种监控并在需要时杀死靶细胞的细胞。成熟的细胞毒性 T 细胞受抗原刺激后，分化为效应细胞毒性 T 细胞和记忆细胞毒性 T 细胞，效应细胞毒性 T 细胞能特异性杀伤带抗原的靶细胞，记忆细胞毒性 T 细胞对带抗原的靶细胞有记忆功能，由细胞毒性 T 细胞分化而成。一旦发现带特异性抗原的靶细胞，会刺激效应细胞毒性 T 细胞产生效应细胞毒性 T 细胞，消灭被感染的细胞或癌细胞。

2.5.2.5 迟发性变态反应 T 细胞

迟发性变态反应 T 细胞参与Ⅳ型变态反应的作用；放大 T 细胞，可作用于辅助性 T 细胞和抑制性 T 细胞，有扩大免疫效果的作用。

2.5.2.6 记忆 T 细胞

记忆 T 细胞有记忆特异性抗原刺激的作用，在再次免疫应答中起重要作用，T 细胞在体内存活的时间可达数月至数年，而记忆 T 细胞存活的时间则更长。

T 细胞和 B 细胞之间具有很多的相似性，但也存在差异，首先是成熟的位置不同，前者在胸腺中成熟，后者在骨髓中成熟，另外是免疫反应的阶段不同，病毒在入侵人体后，首先主要存在于人的体液中，在此时主要由 B 细胞起作用，这种方式叫体液免疫。B 细胞在受到抗原直接或是间接的刺激分化成效应 B 细胞（即浆细胞）和记忆 B 细胞（即活化 B 细胞），浆细胞会产生抗体，抗体会与病毒或病菌进行特异性结合。但是有一部分的病毒还是可能进入到人体细胞中的，当病毒进入到人体细胞时，体液免疫中的浆细胞产生的抗体就奈何不了进入到人体细胞的病毒，此时就轮到 T 细胞起作用了。T 细胞在受到抗原刺激时分化成效应 T 细胞和记忆 T 细胞，效应 T 细胞就是专门识别被病毒侵染的细胞的，并且能与被侵染的细胞进行特异性结合，之后使其分解，让被感染细胞内的病毒无法繁殖或是暴露出来。

2.5.3 吞噬细胞

吞噬细胞是一种具有吞噬功能的细胞，有大、小两种。小吞噬细胞是外周血中的中性粒细胞。大吞噬细胞是血中的单核细胞和多种器官、组织中的巨噬细胞，两者构成单核吞噬细胞系统。中性粒细胞占血液白细胞总数的 60%~70%，是白细胞中数量最多的一种。中性粒细胞来源于骨髓，产生速率高，每分钟约为 10^7 个，但存活期短，为 2~3 天。单核细胞由骨髓中的单核细胞前体发育分化而成，占血液中白细胞总数的 3%~8%，其体积较淋巴细胞略大。单核细胞在血液中仅停留 12~24 小时，通过血液循环迁移至一些组织中，在其中转变为巨噬细胞，这些巨噬细胞在摄取和消化抗原之后，递呈抗原给 T 淋巴细胞，在免疫应答开始阶段起重要作用。

单核吞噬细胞在骨髓中发育成熟后进入血液，然后在肝、脾、淋巴结及全身结缔组织中发育、分化成为巨噬细胞。单核吞噬细胞在免疫中的作用有：吞噬和消灭各种外来病原微生物、肿瘤细胞，体内衰亡细胞等；处理抗原，递呈抗原信息，引发 T 细胞和 B 细胞的免疫应答；分泌多种生物活性物质。

当病原体穿透皮肤或黏膜到达体内组织后，吞噬细胞首先从毛细血管中逸出，聚集到病原体所在部位。多数情况下，病原体被吞噬杀灭。若未被杀死，则经淋巴管到附近淋巴结，在淋巴结内的吞噬细胞进一步把它们消灭。淋巴结的这种过滤作用在人体免疫防御能力上占有重要地位，一般只有毒力强、数量多的病原体才有可能不被完全阻挡而侵入血流及其他脏器，但是在血液、肝、脾或骨髓等处的吞噬细胞会对病原体继续进行吞噬杀灭。

以病原菌为例，吞噬、杀菌过程分为三个阶段，即吞噬细胞和病菌接触、吞入病菌、杀死和破坏病原菌。吞噬细胞内含有溶酶体，其中的溶菌酶、髓过氧化物酶、乳铁蛋白、防御素、活性氧物质、活性氮物质等能杀死病菌，而蛋白酶、多糖酶、核酸酶、脂酶等则可将菌体降解。最后不能消化的菌体残渣，将被排到吞噬细胞外。细菌被吞噬在吞噬细胞内形成吞噬体，溶酶体与吞噬体融合成吞噬溶酶体，溶酶体中多种杀菌物质和水解酶将细菌杀死并消化，菌体残渣被排出细胞外，如图 2-5 所示。

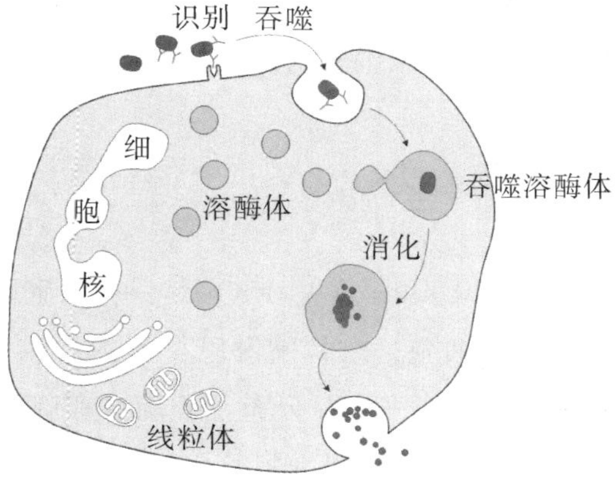

图 2-5 吞噬细胞

2.5.4 浆细胞

浆细胞（plasma cell），又称效应 B 细胞。浆细胞具有合成、贮存抗体即免疫球蛋白（immunoglobulin）的功能，参与体液免疫反应。固定在 B 细胞膜表面的免疫球蛋白（主要是单体 IgM 和 IgD）是抗原的特异性受体。当它们初次与某一个抗原接触而被致敏时，一部分 B 细胞即分化成熟为浆细胞，浆细胞即开始生成对该抗原特异的免疫球蛋白并将它们释放到周围的组织液中，这就是免疫抗体。只有当某些调节性因子，如由辅助性 T 细胞所释放的淋巴因子和巨噬细胞释放的白细胞介素-1 存在时，B 细胞才能被抗原激活。浆细胞不再在血液中循环，在它们生存的 2~3 天时间里一直停留在组织中。浆细胞一般停留在各种淋巴结。

浆细胞在抗原刺激下分化增殖而形成的一种不再具有分化增殖能力的终末细胞。在分化过程中获得特有的浆细胞抗原，这是浆细胞区别于其他淋巴细胞的主要膜标志。浆细胞在体内的分布与其他淋巴细胞大致相似，主要分布在淋巴结和脾脏。B 细胞接受抗原信息刺激后，最初形成体积较大的浆母细胞。而由浆母细胞进一步分化增殖而成的浆细胞的粗面内质网内，充满细小的絮状物质，即罗氏小体，是由免疫球蛋白分子组成的，故浆细胞可合成及分泌抗体。科学家认为，由单个 B 细胞增殖分化成的浆细胞系，仅能合成一种类型的免疫球蛋白分子，正常机体中有许多不同的免疫活性细胞克隆，故可发展成不同的浆细胞系，并合成针对各种抗原的抗体。

2.5.5 自然杀伤细胞

自然杀伤细胞（Natural Killer cell，NK）是一种细胞质中具有大颗粒的细胞，也称作大颗粒淋巴细胞，由骨髓淋巴样干细胞发育而成。其分化、发育依赖于骨髓或胸腺微环境，主要分布于外周血和脾脏，在淋巴结和其他组织中也有少量存在，占所有淋巴细胞的 5%~10%。

自然杀伤细胞是机体重要的免疫细胞，它没有 T 细胞与 B 细胞所具的受体，不会进行受体的基因重组，但它不仅与抗肿瘤、抗病毒感染和免疫调节有关，而且在某些情况下参与超敏反应和自身免疫性疾病的发生，能够识别靶细胞、杀伤介质。

2.6 免疫识别过程

细胞免疫的基本过程，大体上也可以分为三个阶段：感应阶段、反应阶段和效应阶段。

（1）感应阶段。免疫识别过程与体液免疫的感应阶段基本相同。

（2）反应阶段。T 细胞接受抗原刺激后，开始进行一系列的增殖、分化，形成效应 T 细胞。在这个过程中，有一小部分 T 细胞成为记忆细胞。当同一种抗原再次进入机体时，记忆细胞就会迅速增殖、分化，形成大量的效应 T 细胞，继而产生更强的特异性免疫反应。

（3）效应阶段。效应 T 细胞与被抗原入侵的宿主细胞（即靶细胞）密切接触，激活靶细胞内的溶酶体酶，使靶细胞的通透性改变，渗透压发生变化，最终导致靶细胞裂解死亡。细胞内的抗原也因失去藏身之所而被抗体黏附，失去反抗之力，接着被吞噬系统的细胞所吞噬。

免疫系统要将自身健全的构成成分以外的东西从体内排除出去，首先要辨别自身（self）和非自身（not self），这称为免疫识别（Immunological recognition）。免疫识别是通过巨噬细胞和淋巴细胞进行的，通过抗原表面的抗原决定簇来实现，其中抗原决定簇又叫表位。免疫识别过程包含抗原、抗原决定簇和抗体、亲和力、免疫耐受、免疫自稳、免疫反馈等概念。

2.6.1 抗原

抗原（Antigen，Ag）是指能激发机体产生（特异性）免疫应答，并与免疫应答产物抗体和致敏淋巴细胞结合，产生免疫效应的物质。即抗原并不是免疫系统的一部分，而是外源性物质。在有机大分子中，多数抗原是蛋白质，有些简单的有机分子，本身不能引起免疫应答，但能够与已产生的相应抗体结合，必须与蛋白质载体结合才能具有抗原性，称为不完全抗原。抗原的基本性质具有异物性、大分子性和特异性。

2.6.1.1 异物性

异物性是指进入机体组织内的抗原物质，必须与该机体组织细胞的成分不相同。抗原一般是指进入机体内的外来物质，如细菌、病毒、花粉等；抗原也可以是不同物种间的物质，如马的血清进入兔子的体内，马血清中的许多蛋白质就成为兔子的抗原物质；同种异体间的物质也可以成为抗原，如血型、移植免疫等；自体内的某些隔绝成分也可以成为抗原，如眼睛水晶体蛋白质、精细胞、甲状腺球蛋白等，在正常情况下，是固定在机体的某一部位，与产生抗体的细胞相隔绝，因此不会引起自体产生抗体。但当受到外伤或感染，这些成分进入血液时，就像异物一样也能引起自体产生抗体，这些对自体具有抗原性的物质称为自身抗原，所产生的抗体称为自身抗体。由于自身抗体与自身抗原发生反应，于是就引起自身免疫疾病，如过敏性眼炎、甲状腺炎等。机体其他自身组织的蛋白质因电离辐射、烧伤、某些化学药品和某些微生物等理化和生物因素的作用发生变性时，也可成为自身抗原，引起自身免疫疾病，如红斑狼疮病、白细胞减少病、慢性肝炎等。

2.6.1.2 大分子性

大分子性是指构成抗原的物质通常是相对分子质量大于 10000 的大分子物质，分子量越大，抗原性越强。绝大多数蛋白质都是很好的抗原，为什么抗原物质都是大分子物质呢？这是因为大分子物质能够较长时间停留在机体内，有足够的时间和免疫细胞（主要是巨噬细胞、T 淋巴细胞和 B 淋巴细胞）接触，引起免疫细胞做出反应。如果外来物质是小分子物质，将很快被机体排出体外，没有机会与免疫细胞接触，如大分子蛋白质经水解后成为小分子物质，就失了抗原性。

2.6.1.3 特异性

特异性是指一种抗原只能与相应的抗体或效应 T 细胞发生特异性结合。抗原的特异性是由分子表面的特定化学基团所决定的，这些化学基团称为抗原决定簇。抗原以抗原决定簇与相应淋巴细胞的抗原受体结合而激活淋巴细胞引起免疫应答。换言之，淋巴细胞表面的抗原识别受体通过识别抗原决定簇而区分“自身”与“异己”。抗原也是以抗原决定簇与相应抗体特异性结合而发生反应的。因此，抗原决定簇是免疫应答和免疫反应具有特异性的物质基础。

2.6.2 抗原决定簇

抗原决定簇是指出现在抗原表面，决定抗原特异性的特殊化学基因，又称为表位，是淋巴细胞识别抗原并特异性地诱发免疫反应的物质基础。抗体中能识别抗原表位的区域叫作“互补位”或“抗原决定簇”。抗原决定簇大多存在于抗原物质的表面，有些存在于抗原物质的内部，须经酶或其他方式处理后才暴露出来。一种天然抗原物质可有多种和多个决定簇。抗原分子越大，决定簇的数目越多。在各个抗原决定簇中，最易引起免疫应答的是免疫原性决定簇。决定簇可进一步细分为两类：①抗原决定簇，作用在 B 细胞上，并可与对应体的 Fab 段结合。②免疫原性决定簇，最后作用在 T 细胞上，与细胞免疫有关。

2.6.3 抗体

抗体又称免疫球蛋白（Immunoglobulin，Ig），是一种主要由浆细胞分泌，被免疫系统用来鉴别与中和外来物质如细菌、病毒等病原体的大型 Y 形蛋白质，仅被发现存在于脊椎动物的血液等体液中，及其 B 细胞的细胞膜表面。抗体能通过其可变区唯一识别特定外来物的一个独特特征，该外来目标被称为抗原。

抗体是免疫球蛋白超家族中的一种糖蛋白，它们是血浆中丙种球蛋白的主要构成成分。抗体通常由一些基础单元组成，每一个抗体包括两个长（大）的重链，以及两个短（小）的轻链。免疫球蛋白可分为 IgG、JgM、JgA、JgD、JgE 等类别，它们的基本结构都相似，图 2-6 给出了抗体的结构示意图。

Ig 由四条多肽链组成，各肽链之间由数量不等的链间二硫键连接。Ig

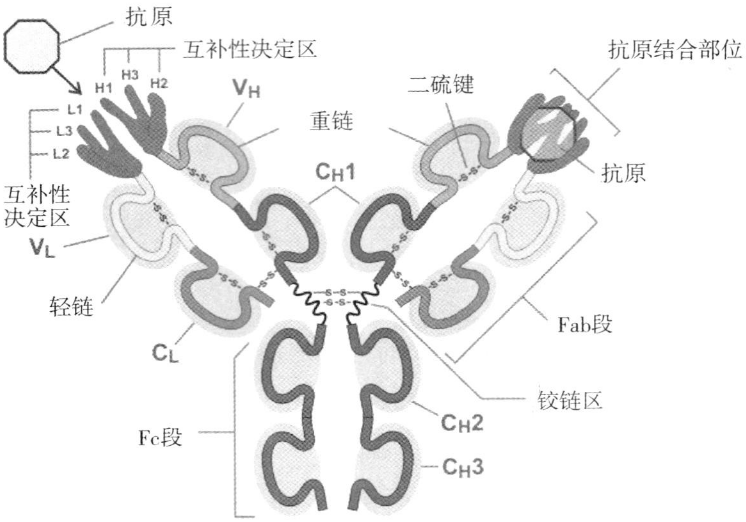

图 2-6 抗体结构示意图

可形成“Y”字形结构，称为 Ig 单体，是构成抗体的基本单位。天然 Ig 分子含有四条异源性多肽链，其中，分子量较大的两条链称为重链（Heavy Chain，H），而分子量较小的两条链称为轻链（Light Chain，L）；Ig 轻链和重链中靠近 N 端氨基酸序列变化较大的区域称为高变区（Variable Region，V），将靠近 C 端氨基酸序列相对稳定的区域，称为稳定区（Constant Region，C）。高变区只与抗原结合有关，稳定区与其他 B 细胞的受体相互作用，两个区域的不同导致抗体种群多样化，C 区变化有限，V 区的变化使免疫系统在自适应处理中具有能力和速度。铰链区（Hinge Region）位于 CH1 与 CH2 之间，富含脯氨酸，易伸展弯曲，从而改变抗原结合部位之间的距离，有利于抗体结合位于不同位置的抗原表位。抗体的功能与其结构密切相关，同一抗体的 V 区和 C 区的氨基酸组成和顺序的不同，决定了其功能上的差异。不同抗体的 V 区和 C 区在结构变化上具有一定的规律，又使得其在功能上存在共性。V 区和 C 区的组成和结构，决定了抗体的生物学功能。

抗体通过与特定的抗原决定簇相结合，从而有效地清除侵入机体内的微生物、寄生虫等异物，图 2-7 给出抗体与病毒抗原的示意。每一个抗原都有一组抗原决定簇，通过抗体的抗原结合位点和抗原的抗原决定簇之间的模式互补匹配，结合强度取决于模式匹配程度，结合强度越大，识别效果越好。

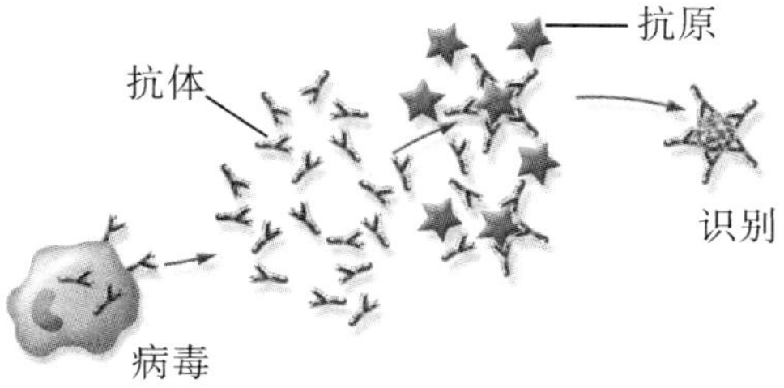

图 2-7 抗体与病毒抗原的示意

人体可以产生大约 100 亿种不同的抗体，每一种都可以与特定抗原的表位相结合，尽管每个人可以产生的抗体是如此之多，但是面对所有的微生物，人体产生这些蛋白质的相关基因还是十分有限。免疫系统发展出了复杂的基因机制，使 B 细胞可以利用有限的基因产生多样性的抗体，包括结构域的可变性、体细胞的免疫球蛋白重组、体细胞超突变、免疫种型转换等，抗体的结构域中的重链和轻链中均存在的可变区，不同的 B 细胞所产生的抗体是不一样的，重链部分的基因座包含了 65 种不同的可变区基因，通过将这些基因与其他结构域的基因相组合，就可以产生高度差异的大量不同抗体。体细胞的免疫球蛋白重组过程可导致可变区发生独特的变化，免疫球蛋白中每一条重链和轻链的可变区是由若干个基因片段（亚基因）所编码的，这些片断分别被称为可变段（V）、多样段（D）以及连接段（J），各段之间具有不同的组合方式，使抗体的可变区可以产生数量巨大的不同抗原结合位，能够结合多样的抗原。体细胞超突变是指 B 细胞被抗原激活之后，将会迅速地增殖且发生非常高概率的点突变，这种突变方式可以增加抗体池的多样性，并且对抗体与抗原的亲和力产生影响。免疫种型转换是在活化后的 B 细胞中发生的一个生物学过程，该过程使得细胞可以产生不同种型的抗体，如 IgA、IgE 及 IgG 等。

2.6.4 亲和力

具有免疫功能的淋巴细胞受体和病菌的抗原决定簇都具有复杂的、可被极化的三维结构。受体和抗原决定簇的结构越具有互补性，极化得越充分，它们结合形成化学键的概率也越大。受体只与某些结构相似的抗原决定簇结合形成化学键，即受体与抗原决定簇的结合具有选择性。不同的淋巴细胞表面的受体结构可能不同，但是同一淋巴细胞表面的所有受体具有相同的结构，使得一个淋巴细胞只能检测结构相似的一类抗原决定簇，这一特征称作淋巴细胞的单一性。单一性是免疫反应所必需的。如果淋巴细胞不具有单一性，会导致当淋巴细胞对一种病菌发起免疫反应的同时，对其他无关的病菌也发起免疫反应，从而降低免疫反应的精度和效能。

一个淋巴细胞表面的受体数量在 10^5 数量级，并具有多个相同受体，这些受体都能够与病菌的抗原决定簇结合形成化学键。受体与病菌的抗原决定簇结合的强度称为亲和力，通常用与病菌的抗原决定簇结合的受体的数目来度量亲和力，淋巴细胞和病菌的抗原决定簇之间的亲和力越强，则与该病菌抗原决定簇结合的受体数量越多。

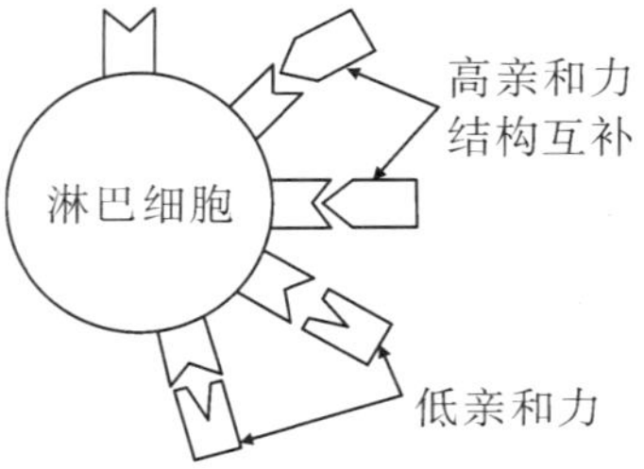

图 2-8　免疫识别的亲和力示意图

图 2-8 给出了亲和力示意图，淋巴细胞的行为由亲和力决定，当与病菌抗原决定簇结合的淋巴细胞的受体数量超过某一阈值，并收到协同刺激信号，淋巴细胞即被活化，即检测到病菌抗原。所以，淋巴细胞只有其受体的结构与病菌的抗原决定簇的结构之间有足够的互补性，使得淋巴细胞周围聚集足够数目的病菌时，淋巴细胞才可能被活化。

2.6.5　免疫耐受

免疫耐受是指免疫系统对特定抗原的特异性无应答状态。免疫耐受包括天然免疫耐受与诱导免疫耐受。天然免疫耐受或自身耐受（Self

Tolerance）是指机体对自身组织成分不产生免疫应答。诱导免疫耐受（Induced Tolerance）则是对外界抗原的免疫耐受，可以通过诱导方法产生。诱导免疫耐受可分为中枢耐受（Central Tolerance）、外周耐受（Peripheral Tolerance）与获得耐受（Acquired Tolerance）三种形式。

所有受体都是随机产生的，并且在细胞高频突变过程中发生不可预料的变化，因此受体可能绑定自身，从而引发自身免疫。自身免疫是有害的，正常的免疫系统能够通过免疫耐受机制抑制自身免疫反应。

自身免疫反应是很少发生的，即免疫系统通常不攻击自身，这是因为免疫系统通常对自我表现出耐受的特性。在免疫系统中，免疫耐受主要是由一种T细胞完成，负责辅助B细胞完成免疫应答。T细胞发育成熟于胸腺，执行适应性细胞免疫应答，并辅助B细胞执行体液免疫应答，故又被称作T帮助者细胞。

大多数自我抗原决定簇表达于胸腺中，T细胞在胸腺中耐受，在耐受过程中存活下来并离开胸腺的T细胞将对大多数的自我抗原表现出耐受的特性，即不再与这些自我抗原决定簇结合形成化学键。由于T细胞都在同一位置——胸腺中耐受，故将T细胞的耐受过程称作中心耐受CT（Central Tolerization）。

B细胞在骨髓中耐受，即在骨髓中发生自身反应的B细胞通过与自身抗原结合而在进一步成熟前被清除，从而建立对自身的抗原耐受。免疫学家把T和B细胞的耐受过程抽象为否定选择过程。B细胞在亲和力成熟过程中可能发生突变，这可能导致耐受的B细胞克隆扩增出自反应的B细胞。免疫系统提供协同刺激机制防止B细胞的自身免疫反应，即B细胞的活化需要收到两个信号，分别称作信号I和信号II。所谓信号I就是当病菌抗原与B细胞受体结合的数目超过亲和力阈值时，B细胞收到的信号。信号II由T细胞提供，B细胞只接收到信号I而未接收到信号II的情况下，B细胞将会死亡。

B细胞和T细胞都是免疫系统执行快速有效的适应性免疫应答，抑制自身免疫反应所必需的。T细胞负责自身耐受，使得B细胞能够进行自由突变，迅速适应特定的病菌抗原。T细胞是通用的、非专门化的检测器，因此在检测特定病菌抗原方面不很有效，而B细胞能够适应病菌抗原而变得专门化，能够有效地检测特定的病菌抗原，据估计，B 细胞检测特定病菌抗原的有效性是 T 细胞的 10 到 1000 倍。

2.6.6 免疫自稳

免疫自稳是机体免疫系统维持内环境稳定的一种生理功能。该功能正常时，机体可及时清除体内损伤、衰老、变性的细胞和免疫复合物等异物，而对自身成分保持免疫耐受。

免疫系统中的淋巴细胞总数在机体正常情况下保持基本恒定，当病毒入侵机体时，免疫系统对抗原产生免疫应答，致使淋巴细胞的数量在短时间内大量产生，随着抗原的清除，产生的免疫细胞也会逐渐降低，并产生针对病毒抗原的记忆细胞，记忆细胞的寿命较长。

2.6.7 免疫反馈

免疫反馈机制实现免疫应答和稳定免疫系统。当抗原被抗原递呈细胞消化后，抗原递呈细胞将关于抗原的信息传递给 T 细胞即辅助性 T 细胞和抑制性 T 细胞，分泌白细胞介素（IL+）激活免疫反应。这是免疫主反馈机制，随后白细胞介素刺激 B 细胞和抑制性 T 细胞，当抗原被抗体消除后，免疫应答完成。免疫应答过程中当抗体大量增加，而抑制性 T 细胞会分泌白细胞介素（IL-）来抑制免疫反应，执行抑制机制。抑制机制和主反馈机制实现对抗原的快速反应和使稳定免疫系统快速稳定。

2.6.8 免疫应答

免疫应答是指机体免疫系统对抗原刺激所产生的以排除抗原为目的的生理过程。这个过程是免疫系统各部分生理功能的综合体现，包括抗原递呈、淋巴细胞活化、免疫分子形成及免疫效应发生等一系列的生理反应。

通过有效的免疫应答，机体得以维护内环境的稳定。常被用作免疫反应的同义词。免疫活性细胞（T 淋巴细胞，B 淋巴细胞）识别抗原，产生应答

（活化、增殖、分化等）并将抗原破坏和/或清除的全过程称为免疫应答。

根据免疫应答识别的特点、获得形式以及效应机制，可分为固有性免疫（Innate Immunity）和适应性免疫（Adaptive Immunity）两大类。固有性免疫亦称为先天性免疫或非特异性免疫，适应性免疫亦称获得性免疫或特异性免疫。

固有性免疫是生物在长期进化中逐渐形成的，是机体抵御病原入侵的第一道防线。参与固有性免疫的细胞如单核-巨噬细胞、树突状细胞、粒细胞、NK 细胞和 NK T 细胞，其识别免疫原虽然不像 T 细胞和 B 细胞那样具有高度的特异性，但可通过一类模式去识别病原微生物表达的称为病原体相关模式分子的结构。其特征是：①无特异性，作用广泛；②先天具备；③初次与抗原接触即能发挥效应，但无记忆性；④可稳定遗传；⑤同一物种的正常个体间差异不大。固有性免疫是机体的第一道免疫防线，也是适应性免疫的基础。适应性免疫应答有三个主要特点：

2.6.8.1 特异性

特异性是指某一特定抗原刺激可以从免疫系统淋巴细胞库中选择出相应的 T 细胞或 B 细胞克隆，淋巴细胞与相应抗原的结合具有高度的特异性。多样性是指 T 细胞库或 B 细胞库呈高度的异质性，是许许多多特异性识别抗原细胞克隆的总和，赋予机体具有识别周围环境中数量极大的抗原种类并与之发生反应的能力。

2.6.8.2 耐受性

在胚胎期，自身组织成分与相应的淋巴细胞克隆相遇，这些淋巴细胞克隆被删除或被禁忌，出生后这些克隆丧失了针对自身组织成分的反应性，即免疫耐受，但完好地保留了针对“非己”抗原的识别和反应能力。免疫耐受机制是免疫系统区别自身和非己的关键。

2.6.8.3 记忆性

T 细胞和 B 细胞在初次免疫应答过程中都会产生由经抗原刺激活化、增殖淋巴细胞分化而来的记忆细胞，这种记忆细胞与初始（或未致敏）淋巴细胞不同，当再次遇到相同抗原时，可出现应答的潜伏期短、强度大、持续时间长的再次免疫应答。

固有性免疫和适应性免疫是相辅相成、密不可分的。固有性免疫往往是适应性免疫的先决条件，如树突状细胞和吞噬细胞吞噬病原生物实际上是一个加工和提呈抗原的过程，为适应性免疫应答的识别准备了条件。适应性免疫应答的效应分子可大大促进固有性免疫应答，如抗体可促进吞噬细胞的吞噬能力，称为调理吞噬，或促进 NK 细胞的细胞毒作用，又如许多由 T 细胞分泌的细胞因子可促进参与固有性免疫应答细胞的成熟、迁移和杀伤功能。

2.6.9 免疫调节

免疫调节是指机体识别和排除抗原性异物，维持自身生理动态平衡与相对稳定的过程。免疫调节是依靠免疫系统来实现的。免疫系统具有正负双向免疫调节功能，维持机体内环境的相对稳定。正向调节是指在排除外来抗原异物时，激活并加强免疫应答反应；负向调节是指外来抗原物质排除后，可使免疫应答自限减弱以至终止。

免疫应答作为一种生理功能，无论是对自身成分的耐受现象，还是对“非已”抗原的排斥，都是在机体的免疫调节机制的控制下进行的。免疫调节机制是维持机体内环境稳定的关键，如果免疫调节功能异常，对自身成分产生强烈的免疫攻击，造成细胞破坏，功能丧失，就会发生自身免疫病。如果对外界病原微生物感染不能产生适度的反应（反应过低可造严重感染，反应过强则发生过敏反应），也可造成对机体的有害作用。因此，免疫调节机制不仅决定了免疫应答的发生，而且也决定了反应的强弱。这一调节作用是精细的、复杂的。调节功能作用于免疫应答过程的多个环节，免疫调节层次包括：①自身调节：免疫系统内部的免疫细胞、免疫分子的相互作用。②整体调节：神经内分泌系统和免疫系统的相互作用。③群体调节：主要组织相容性复合体（MHC）的种群适应性。

2.7 免疫系统的自适应性

免疫系统是一个复杂的自适应系统，具有受体多样性、自适应性、分布性、鲁棒性等特点。

2.7.1 受体多样性

生物体的免疫系统具有10^6种基因，而要识别的病菌的抗原决定簇却有10^{16}种，为了保证每种特定的病原体都有一定数目的淋巴细胞进行绑定，这就要求免疫系统具有使受体呈现多样性的机制。

免疫系统具有两种产生受体多样性的机制，其一是促使DNA重组的伪随机过程，在不同基因库中随机选取DNA进行随机的组合，构成不同的淋巴细胞基因，从而生成不同的受体。其二是淋巴细胞持续更新，实现动态免疫，每天大约产生10^7种新的不同种类的淋巴细胞产生，生物体内有10^8种不同的淋巴细胞，大约10天的时间就可以产生一个全新的淋巴细胞库。这种淋巴细胞的动态更新与免疫记忆相结合，大大增强了适应性免疫系统的免疫反应能力。

2.7.2 自适应性

免疫系统自适应是指能够识别任何微生物并能完成免疫反应。由于病菌以指数式增长速度繁殖，要求免疫系统必须尽可能快地检测并清除病菌。淋巴细胞越通用，它检测的病菌种类越多，但检测特定病菌的速度也相应变慢。因此，淋巴细胞需要在检测病菌种类数量和检测特定病菌的有效性之间进行权衡。适应性免疫系统具有两种机制，其一是淋巴细胞识别病菌的机制；其二是淋巴细胞记忆这些外部蛋白质结构，当再次检测到这类病菌时，发起快速免疫反应的机制。这两种机制由B淋巴细胞实现。

B 细胞被活化后，它以细胞分裂的方式增殖，其突变速度高于普通细胞突变速度的 9 个数量级，称作高频突变。突变产生的 B 细胞的受体不同于其父细胞的受体，因而与同类病菌的抗原决定簇之间具有不同的亲和力。这些增殖的 B 细胞同样有机会与病菌的抗原决定簇结合，当超过其亲和力阈值，这些增殖的 B 细胞又会进一步克隆扩增。B 细胞与当前病菌抗原决定簇之间的亲和力越大，B 细胞自我克隆扩增的概率也就越大，称作亲和力突变过程，即大量的 B 细胞互相竞争，以结合病菌抗原决定簇。与病菌抗原决定簇亲和力最大的就是最适应的 B 细胞，相应地增殖也最多。亲和力突变使 B 细胞表现出对当前特定病菌的适应性。如前所述，B 细胞与病菌抗原决定簇之间的亲和力越大，它们之间结合形成的化学键越强，其结果是检测和清除病菌的速度越快，因而，免疫反应也越有效。由于在病菌的繁殖速度和 B 细胞的增殖速度之间存在着一个竞赛，亲和力突变对 B 细胞，进而对免疫系统的免疫反应显现出特别的重要性。

亲和力成熟特性使得适应特定病菌的抗原决定簇的 B 细胞的大量增殖。编码于 B 细胞中的保留信息使其具有记忆功能，当再次检测到相同病菌的抗原时，已经适应的 B 细胞能够发起比一般的 B 细胞更快且有效的免疫反应。因此普通的 B 细胞只存活几天，而存活下来的 B 细胞，或分化发育成浆细胞，或成为记忆细胞，保留了对这些特定病菌抗原的记忆。

2.7.3 分布性

免疫系统中参与免疫反应的免疫细胞种类繁多，主要包括 T 淋巴细胞、B 淋巴细胞、单核细胞、巨噬细胞、粒细胞、肥大细胞、辅佐细胞，以及它们的前体细胞等，广泛存在于扁桃体、淋巴结、胸腺、脾、骨髓等机体器官中。各种免疫细胞对入侵的微生物进行独立和协同的响应、识别、学习和清除。免疫应答没有中心控制方式，免疫细胞之间通过协同刺激机制和其他信号使免疫系统感知其分布，控制 B 细胞克隆扩增和死亡，维持免疫自稳和免疫多样性，进行资源动态的分配及决策。

2.7.4 鲁棒性

鲁棒性指系统在扰动或不确定的情况下仍能保持它们的特征行为，它是在异常和危险情况下系统生存的关键。

免疫系统中的各种免疫细胞、器官具有自适应性、动态性、多样性、分布性等特性，这些特性保证了生物免疫系统的鲁棒性，即使部分免疫应答出现错误，也不会导致免疫系统的整体失效，即具有错误耐受的功能。

2.8 人工免疫系统

工程和科学上的很多运用和研究往往模仿和借鉴高级生物系统的工作机制，主要包括免疫系统、遗传系统、神经网络系统等，皆取得了很好的效果，特别是神经网络系统在当前人工智能和深度学习中开发和运用。

目前许多免疫机制和理论在人工免疫系统都得到了应用，如B细胞、T细胞、树突细胞、MHC、抗体、抗原、免疫学、免疫记忆、免疫网络理论、免疫危险理论、克隆选择理论、亲和力成熟、自己-非己识别、阴性选择、亲和力、基因库、多样性、分布式、固有免疫系统、适应免疫系统、免疫应答、免疫耐受、免疫系统层次等。由于免疫系统与计算机安全系统具有可比性，受到信息安全科学家的重视。比如免疫系统独特的自己-非己鉴别、预警危险信号、错误耐受、对危险状况的鲁棒性、分布式及多样性地处理等机制。

人工免疫系统（AIS）理论研究主要集中在AIS网络模型、免疫算法、混合智能系统等几个方面。

2.8.1 AIS网络模型

AIS网络模型研究开展最早，迄今为止人们根据应用对象不同，从不同角度模拟免疫系统，提出了不少有价值的AIS网络模型。其中最为著名的是尼尔斯·杰尼提出的独特型网络模型（Idiotypic Networks）。尼尔斯·杰尼从抗体独特型出发，认为抗体具有抗体和抗原两重属性，它在识别抗原的同时，也会被其他抗体识别而产生免疫反应，因而整个免疫系统是一个通过抗体相互作用构成的网络结构。尼尔斯·杰尼给出了免疫网络动态特性的微分方程表达式，独特型网络理论能够较好地解释免疫初次反应、二次反应、免疫记忆等现象，具有较大的影响。该模型作为一种非线性动力学系统，被广泛用于自适应控制、机器学习和故障诊断等领域。此外，较为常见的模型有：基于免疫化神经元模型的对称网络模型，该模型利用具有2^N个吸引子的动态网络，能够模拟免疫响应行为；佩雷森从抗体形态空间理论的角度出发，利用二进制编码描述抗体，给出了独特型网络的概率模型；互联耦合免疫网络模型认为多个抗体相互交联形成的局部网络协同工作；多值免疫网络模型模拟B细胞和T细胞之间相互作用而提出，当用于字符识别时具有分类少、记忆模式新和容量大等优点；免疫反应网络模型借鉴了免疫系统中B细胞通过相互作用维持系统平衡的机制；免疫系统随机模型依据应激反应原理而提出。

2.8.2 免疫算法

从计算的观点看，自然免疫系统是一种完全并行和分布的自适应系统，具有进化学习、联想记忆和模式识别等能力。免疫系统学习识别相关模式，记住以前见到的模式，用组合学高效地建立模式检测器。智能计算算法主要有阴性选择算法模拟免疫识别过程，通过构造“T细胞”结构，定义一组“自我集”和“监视集”，通过按概率检测系统异常，能够实现鲁棒的故障诊断；克隆选择算法以免疫系统中的B细胞为原型，通过B细胞网络的模式匹配和记忆更新，可以完成复杂的模式学习和自组织记忆；免疫遗传算法将体细胞理论和遗传算法相结合，通过在遗传算法流程中添加个体浓度控制机制，使得高适应度的超级个体在群体中的扩散速度被有效控制，从而有助于解决遗传算法的早熟问题，具有较强的全局优化能力；免疫Agent算法借鉴了免疫系统的局部记忆学说和免疫网络学说，具有多样性产生、自忍耐建立、记忆非己三种特点，适合用于计算机病毒库进化、网络防御和自适应控制等应用领域；免疫规划通过引入“免疫算子”——接种疫苗和免疫选择，在算法中模拟了免疫系统特有的自适应性和人工免疫这一加强免疫系统的手段，使得算法具有快速全局收敛的良好性能。

2.8.3 混合智能系统

与人工神经网络、模糊系统、遗传算法等结合建立新型混合智能系统，利用免疫系统抗体多样性的遗传机制改进遗传算法的优化搜索。

免疫工程应用研究方面，如利用生物免疫系统某一特性或某些特性解决特定工程问题的系统方法，还可以基于免疫学原理发展各种保安系统、疾病诊断系统、计算机安全和网络入侵检测系统、各种工业生产中的故障诊断、异常检测系统等。

目前，人工免疫系统研究手段和内容及应用领域涉及多个学科，包括医学免疫学、计算机科学技术、计算智能、人工智能、模式识别、智能系统、控制理论与控制工程等，是典型的交叉学科，可借鉴的理论极为广泛和丰富，因而发展起来的人工免疫系统形式也多种多样。但是，人工免疫系统的部分成功并不能证明人工免疫系统是全能的，也不能证明免疫学理论都是正确无误的。实际上无论是免疫学家还是人工免疫系统研究人员对许多免疫过程和现象的认识和理解都还欠缺，尤其是后者，有许多免疫机制甚至理论还存在争议或欠缺。

2.9 入侵检测系统和免疫系统

目前计算机和网络的安全问题日益严重，安全威胁不仅来自系统自身的漏洞，还来自病毒和黑客的持续入侵和攻击，类似于每天外部病原体和毒素对生物体的不断侵袭，由于免疫系统的良好保护，使生物体免于生病或死亡，因此免疫系统的运行机制为信息安全系统的开发设计提供了一个很好的参考模板。人工免疫系统在计算机病毒、电子邮件、入侵检测、计算机文件、风险评估等计算机安全方面都得到了应用。本书重点研究免疫原理在入侵检测系统中的运用。

2.9.1 入侵检测系统

与操作系统提供的识别和认证、访问控制、防火墙等不同的是，入侵检测是实现网络主动防卫的安全技术，主要有以下三方面的作用：

（1）识别入侵者和入侵行为；

（2）检测并监视已成功的安全突破；

（3）为对抗入侵提供及时、重要的信息，阻止入侵事件的进一步扩大。

入侵检测系统（IDS）通过收集、分析有关网络安全的信息，寻找网络系统的违规模式和未授权的访问尝试。当发现违规模式和未授权访问时，IDS 根据系统安全策略做出快速的反应。IDS 是计算机安全系统的重要组成部分。IDS 在检测入侵的过程中，可能会导致两类错误，即误否定型错误和误肯定型错误。

入侵检测系统作为一种主动的安全防护措施，有效地扩展系统管理员的安全管理能力（包括安全审计、监视、进攻识别和响应），提高信息安全基础结构的完整性。不同的入侵检测系统往往采用不同技术来实现，根据通用设备互联框架（CDIF）定义的术语来描述入侵检测系统。

（1）数据源。数据源（data source）是 IDS 用以监控未授权或异常行为的原始数据，包括原始网络数据包、操作系统审计记录、应用程序审计记录以及系统校验数据等。

（2）传感器与分析器。传感器（sensor）的任务是完成从数据源中收集必要数据的工作，不同的 IDS 传感器收集数据的频率和工作方式不同。分析器（analyzer）的任务是分析处理传感器收集到的数据（如未授权的或异常的行为和其他有用事件等相关的数据）并发出安全警报。

（3）行为与事件。行为（activity）是数据源的表征实例，如某个网络连接、某个用户执行的操作或者某个应用程序触发的事件（event）等，它既可以是危险的恶意攻击，也可以是无害用户偶然异常操作，或者是用户的正常行为。事件是对数据源某些数据的分析结果，分析器根据系统中出现的事件来发出安全警报。

（4）安全警报。警报（alert）信息由分析器产生并发送到对应的响应器，内容通常包括事件的类型、事件发生的时间、事件处理的优先级别等信息。

（5）管理器和响应器。管理器（manager）功能包括传感器配置、分析器配置、事件告知管理、数据综合和报表等。响应器（responsor）是对报警做出反应的功能单元，它可以是切断连接、改变文件属性、结束进程等强烈的反应，也可只是简单的报警。在某些 IDS 系统中，把响应器和管理器的功能集成在一起。

（6）响应。响应（response）是对发生事件所采取的措施，它可能是由系统自动触发并完成，也可以由安全管理人员发起。其中，通知管理人员是一般的响应方式，同时可能还包括行为的记录、原始数据特征的记录，或者是切断网络连接、终止用户进程、改变网络或系统配置与系统存取属性等。

（7）管理员和操作员。安全管理员（administrator）负责整个 IDS 的安全策略配置和组件配置工作。操作员（operator）监视入侵检测系统的输出，必要时采取一定的反应措施。管理员和操作员在系统中担任不同的职责，扮演两个不同的系统角色，但在现实中可以是同一个人或小组。操作员是 IDS 的主要用户。

图 2-9 给出了入侵检测的步骤。

入侵检测系统收集到的原始数据往往非常庞大，为了能够有效地对其进行处理，并减少处理和传输的代价，必须经过数据减少这一步骤。合理地提取有用数据、删除冗余的和对检测入侵没有重要影响的数据是入侵检测系统能够发挥作用的保障。数据减少的方法主要有两种：一是采用数据过滤方法，过滤掉不合要求或不关心的数据；二是采用数据聚类和特征提取的方法，即通过存储聚类的特征而不是所有的数据来显著地减少数据量。

行为分类是入侵检测系统的关键，它根据经过数据减少提炼过的数据来判断当前的行为是不是入侵。按照所采用的行为分类的技术的不同，入侵检测系统可以分为两类：误用入侵检测和异常入侵检测。

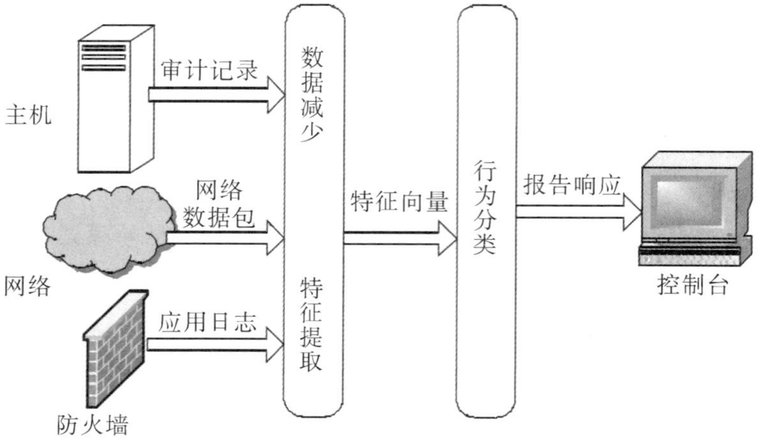

图 2-9　入侵检测步骤

2.9.2　入侵检测与免疫系统类比

自然免疫系统的作用是保护生物体免受病菌的侵害，而入侵检测系统的作用是保护网络系统免遭黑客的入侵，两者具有非常类似的功能，主要表现在下面三个方面。

2.9.2.1 自然免疫系统与入侵检测系统的任务类似

自然免疫系统的生理功能主要是识别区分“自身”与“有害的非自身”，并能破坏和排斥“有害的非自身”，而对“自身”成分则能形成免疫耐受，不发生排斥反应，以维持自身免疫的稳定。而入侵检测系统的任务是及时准确地检测到网络的入侵活动，并采取适当的响应措施，对网络系统的正常变化能够容忍。

2.9.2.2 自然免疫系统与入侵检测系统所处的环境类似

自然免疫系统处于一个充斥着形形色色新旧病毒、细菌、真菌、寄生虫等病原体的生物世界中，而入侵检测系统置身于一个弥漫着五花八门的已知或未知的计算机病毒或是各种攻击手段的网络世界中。

2.9.2.3 自然免疫系统与入侵检测系统所采用的检测方法类似

自然免疫系统的检测方法主要有两种，一是根据“有害的非自身”的特点进行区分和消灭，另一方法是根据隐含定义的自身来区分“自身”与“有害的非自身”，比如经过“否定选择”的T淋巴细胞对抗体的检测。这两种方法非常类似IDS所采用的误用入侵检测方法和异常入侵检测方法。

自然免疫系统具有非常优异的检测性能，即高的检测率和低的误检率，比如人的免疫系统能够检测到大约10^{16}种抗原，包括许多未知的抗原，而染上自身免疫疾病的可能性却很低。自然免疫系统之所以具有这样好的检测性能，是因为自然免疫系统具有多层次性、多样性、独特性、异常检测能力、协同性等多种良好特性。因此，自然免疫系统为我们解决基于网络的入侵检测问题提供了一个自然的模板。在免疫系统中起检测作用的是抗体，而IDS中起检测作用的是入侵检测器，为了便于表达和理解，根据功能比较将自然免疫系统的有关术语和网络入侵检测系统的有关概念对照见表2-1。

表2-1 有关概念对照

自然免疫系统	IDS
缩氨酸/抗原决定簇	被检测的行为模式
受体	检测模式
淋巴细胞（T和B细胞）	检测器
抗原	异己模式
绑定	检测模式和异己模式的匹配
淋巴细胞克隆	检测器复制
抗原检测	检测事件
抗原清除	检测器响应
亲和力成熟	检测器竞争
信号I	检测器被激活
信号II	网络管理员

入侵检测系统作为一个智能系统，包括模式识别与匹配、特征抽取、学习和记忆、阈值机制、模糊与概率检测、鲁棒性、自适应、层次性、多样性、分布式、自我调节、复杂性、自治性、协同刺激、自组织、开放性等机制和特性，这些皆可以借鉴自然免疫系统。

（1）模式识别与匹配。免疫系统能识别特异抗原并产生合适的应答，这种识别不需要精确匹配，通过抗体抗原化学结合识别机制完成。免疫系统能识别和分类不同的模式，产生选择性应答，在识别阶段，免疫系统可以正确区分自己、非己分子。

（2）特征抽取。免疫系统抗体不需要结合完整的抗原，而是结合其抽取以后的特征部分——缩氨酸来识别一个抗原。

（3）学习和记忆。在与一种新抗原初次相遇后，免疫系统能够学习特异抗原的结构，并产生记忆细胞，学习的主要机制是改变在初次应答阶段的分子浓度。如果同样抗原或其变异再次入侵并被检测到，记忆细胞能产生更快、更密集的应答。

（4）阈值机制。只有超过一定的、与化学结合强度有关匹配阈值后，才发生免疫应答和随后的免疫细胞的扩增。

（5）模糊与概率检测。抗原检测并不是精确的，因此一个淋巴细胞可能与几种结构相关的抗原结合。

（6）鲁棒性。免疫细胞的死亡或者产生（亚动力学）并不影响免疫系统的功能与性质，免疫系统可以在免疫细胞的不断产生与死亡的过程中保持稳定。

（7）自适应。免疫系统不仅可以主动适应系统内部由于大量细胞不断产生和死亡而带来的变化，同时对外部环境也具有适应性，可以根据外部入侵病原体的变化不断调整自己的免疫策略保护生物体。

（8）层次性。免疫系统具有多层结构，包括皮肤、吞噬细胞以及酸碱性等物理环境，还有最重要的适应层，这些层次构成多层防御系统，提高了免疫可靠性和安全性。

（9）多样性。通过超变异过程，多样的抗体在对抗原的应答中产生，确保不仅入侵抗原被破坏，免疫系统也准备同样抗体的稍微变异而进行的袭击。

（10）分布式。免疫系统的分布式是固有的，没有像大脑一样控制人类全身的中枢，每个淋巴细胞都可以接受刺激并对抗原应答。

（11）自我调节。免疫系统不是绝对自我调节，它受到内分泌系统、神经系统的多重影响，其内部可以通过淋巴细胞亚动力学实现动态稳定平衡，不断适应内外环境变化。

（12）复杂性。免疫系统是由多种分子、细胞、组织、器官相协同合作而构成复杂系统，也是具有代表性的复杂系统。

（13）自治性。免疫细胞可以单独执行免疫功能，而无须统一的指令，但系统整体上还是受到神经系统和内分泌系统的影响。

（14）协同刺激。免疫细胞的活化通过协同刺激调节，其中 T 细胞发出第二信号，确保耐受和在无害和危险的入侵者之间进行区分。

（15）自组织。免疫细胞不受中心系统控制，每个免疫细胞都可以自主行动，又可以通过化学信号和受体分子组成网络。

虽然入侵检测系统与自然免疫系统非常类似，但它们也有一定的差别。从某种意义上讲入侵检测系统所面临的任务比自然免疫系统更加困难。其原因在于，对于自然免疫系统，自身的定义是明确并且稳定的，构成生物体自身细胞的蛋白质终生不发生或极少发生变化，所以，当 T 淋巴细胞在胸腺中经历了否定选择时，它也就记忆了自身，因此能够在以后的检测过程中可靠地区分自身与非自身。而在入侵检测领域中，自身的定义不可能是非常明确和稳定的，网络行为十分复杂且随时间变化，所以在入侵检测领域，自身的定义是一个动态的过程。

2.9.3 入侵检测免疫模型研究

本书在深入研究免疫系统原理的基础上，结合网络安全自身的特点，研究一种基于免疫原理的自适应入侵检测模型 IAIDM（Immune-based Adaptive Intrusion Detection Model），并给出了详细的设计原则、设计思路及其模型结构，具有以下研究特点。

（1）将 B 细胞进化、抗原显现、B 细胞的克隆选择与高频突变、抗体间抑制与激励等重要的免疫机制运用到入侵检测的建模研究中，使 IAIDM 具有较强的自学习性和自适应性，结合了异常入侵检测和误用入侵检测的优点，同时 IAIDM 摒弃以二进制串定义抗体和抗原结构的传统方式，采用多维实向量来表示网络行为的特征模式，极大地弥补了现有计算机免疫安全系统在可靠性、知识性方面的缺陷。

（2）类比自然免疫系统中先天 B 细胞产生的原理，研究最小候选检测器集合 M 的概念来确定覆盖整个入侵检测的问题域所需检测器的最低数量，对其空间覆盖特性、生成算法和初始化与存储方式进行了深入的研究，建立了整数索引空间的机制，使其产生算法的时间复杂度与集合大小无关，很好地解决了由于高维特征数据而造成检测器集合尺寸巨大以致无法初始化与存储的问题。在此基础上，研究一种基于最小候选检测器集合的否定选择算法（M-Based Negative Selection Algorithm，MBNSA），给出了实现步骤并分析了其时间和空间复杂度。MBNSA 将候选检测器的识别空间内包含自我样本的数量作为判定其是否有效的标准，使否定选择过程不敏感于噪声数据和异常数据的干扰。通过对自我空间的快速界定，利用已建起的整数索引空间机制，使有效检测器集的产生避免了传统否定选择算法中繁重的迭代过程。

（3）针对传统的免疫模型中存在自我模式集和非我模式集尖锐划分的问题，研究面向行为子集的异常阈值设定方法来体现自我空间的模糊性，并引入密度等高线的概念对各个自我子空间进行多层次的划分，更精细地调整各个自我子空间的界定，使整个自我空间能更好地反映当前的网络安全状况，进而产生高效的检测器。面向行为子集的异常阈值设定有助于消除因训练集的非完备性而导致不同类型的网络行为数据在采集方面存在的不平衡性，即某一网络行为的异常程度衡量只是对应它属于的类而言，而不是针对整个网络行为集。

（4）深入分析了因训练时间有限而导致训练集非完备性问题，引入离散随机过程的分析方法来估计了误检错误发生概率，分析结果显示训练集非完备性问题对 IAIDM 的影响主要体现在自我空间的边界上。鉴于此，研究增量式批量更新算法（Incremental Algorithm of MBNSA，IMBNSA），给出了算法的相关定义和实现步骤，其突出特点是即排除了偶然事件对有效检测器的影响，又使入侵者企图诱导训练模型的恶意行为变得更加困难。算法 IMBNSA 增量式地动态地更新变化了的局部样本空间，而不必更新整个样本空间，使 IAIDM 能迅速适应网络环境的变化。

（5）研究当前入侵检测系统中检测时间与检测空间之间存在的矛盾问题，结合了自然免疫系统中抗原显现的机制，同时依据某一攻击行为所引发的异常记录一般都以临时集束形式而出现的情况，提出了“静则勿动，变才需求”异常呈现与异常触发机制，深入分析了实现异常呈现的两种判定法则的判别效率：正向判定（Positive Distinguish）和反向判定（Negative Distinguish），并提出了反向判定法则的遗传算法（Genetic Algorithm of Negative Distinguish，GAND）产生反向判断规则集 B（其功能类似于免疫系统中的 T 细胞），以及由异常触发初始检测器群产生的方案。该机制使 IAIDM 能实时捕获网络中任一异常的事件，有针对性地产生检测器群，摒弃了盲目地随机地产生检测器的传统方式，一方面有利于使漏检率最小化，另一方面使系统能根据网络安全状况调整自身的检测策略，实现柔性检测的功能。

（6）类比自然免疫系统中 B 细胞的进化过程，设计了检测器的克隆选择、高频突变、抑制与激励等演变形式和机制，将检测器分为初始检测器、成熟检测器、自动免疫型记忆检测器和被动免疫型记忆检测器 4 种类型，赋予其不同的生命周期和行为属性，并给出了各类检测器激活和相互间激励或抑制的算法。初始检测器由异常触发而产生，成熟检测器和自动免疫型记忆检测器是由活化后的初始检测器经克隆选择转化而来，而被动免疫型记忆检测器是由已知入侵的先验知识“注入”模型后形成的。IAIDM 建立了优先权、率先活化及变异机制，解决了活化响应发生链式反应、检测器间交叠覆盖以及检测器的规模等问题。

（7）IAIDM 模型的性能评价结果以及实际网络中的运行情况，表明 IAIDM 在检测效果、适应性和柔性检测等方面拥有很好的表现。

2.10 本章小结

本章首先详细介绍了自然免疫学的基础知识，包括自然免疫系统的体系结构、免疫识别、受体多样性、免疫系统的适应性及免疫耐受现象等方面的原理，这些免疫原理是本书研究工作的理论基础。随后讨论了 IDS 和自然免疫系统之间的共同之处，以及两者间的差别。本书后面的主要工作就是借鉴各种免疫的机制，来设计一个入侵检测模型，充分体现免疫系统的先天优势，以更好地完成检测入侵的任务。

3 基于免疫原理的自适应入侵检测建模

本章首先从自然免疫系统的抽象模型分析着手，深入研究免疫系统中抗体的生成、演化和检测的过程。在此基础上，针对当前网络 IDS 的免疫模型存在的不足，提出了一种新的基于免疫原理的自适应入侵检测模型 IAIDM，并给出了详细的设计原则、设计思路及其模型结构。最后给出了 IAIDM 模型的评估数据集以及特征属性的选择和归一化预处理方法。

3.1 引言

入侵检测技术实质上归结为对包括网络数据、主机审计记录、应用程序日志文件等在内的安全审计数据的分析处理。然而随着不断增大的网络流量、日益更新的网络设施以及层出不穷的攻击方式，传统入侵检测方法对此无能为力，因此需要用系统化和自动化程度更高的方法来构造出较通用的检测方法，以减少在入侵检测模型构造过程中的特别因素以及手工和经验的成分，使其满足当前入侵检测发展的要求，即有效性、适应性和可扩展性等。

自然免疫系统利用不同类型的防御细胞的共同努力，能够高效地、用最短的响应时间、最大限度地利用有限的资源来区分“自身”与“有害的非自身”，保证生物体的存活和正常生理活动的进行。从计算角度来看，自然免疫系统是一个具有自适应性和自学习能力的分类器，它通过学习、记忆和联想提取来解决识别和分类任务，因此自然免疫系统为解决网络入侵检测问题提供了一个自然的模板。本章基于探索新的入侵检测技术的目的，一方面给出了免疫系统的抽象模型，研究分析免疫系统中抗体的生成、演化和检测过程，给出免疫计算模型所需要的设计步骤和原则。另一方面，就当前网络 IDS 的免疫模型存在的优缺点进行深入的分析，依据分析结果提出入侵检测免疫模型的实现目标和设计原则，并给出了基于免疫原理的自适应入侵检测模型的框架结构及工作原理。

3.2 免疫系统的抽象模型

自然免疫系统是一种适应性系统，通过识别特定种类的病菌，同时保留对这些病菌的记忆，当再次遇到同类或相似的病菌时，发起快速而有效的免疫反应，而免疫反应会导致抗体数量成指数式增长。免疫系统通过细胞上受体间的交叉反应对抗体施加正和负的反馈控制来调节抗体的增长，因此自然免疫系统具有自我调节和自我平衡的功能。在首次响应中，被激活的先天 B 细胞产生 IgM 抗体，IgM 抗体能加强其他先天 B 细胞和记忆细胞对抗原的反应；在二次响应中，被激活的记忆细胞产生 IgG 抗体，IgG 抗体将抑制先天 B 细胞对同一抗原的反应。少量的抗体产生 99.9%的抑制作用，这意味着多个细胞对同一抗原起反应，如有激活状态的记忆细胞，那么其他类型的细胞是不可能绑定成功的，换而言之，一旦记忆细胞对某一抗原起反应，它将压制其他的先天 B 细胞对抗原的反应，图 3-1 给出了免疫应答和免疫调节的示意图。

初次免疫应答发生在免疫系统遭遇某种病原体第一次入侵时。此时免疫系统对感染产生大量抗体．帮助清除体内抗体。图 3-1 表明当一种抗原侵入免疫系统后，系统有一个产生抗击抗原感染的抗体的初始化过程。纵轴是免疫应答的强度测量，由抗体浓度反映。但是，几天之后，抗体的水平开始下降，直到二次遇到抗原。在这个阶段，适应免疫系统要学习和记忆特异种类的病原体。学习是对以前未见过的病原体的应答过程。初次应答学习过程很慢，发生在初次感染的前几天，初次免疫应答通常持续 3 周左

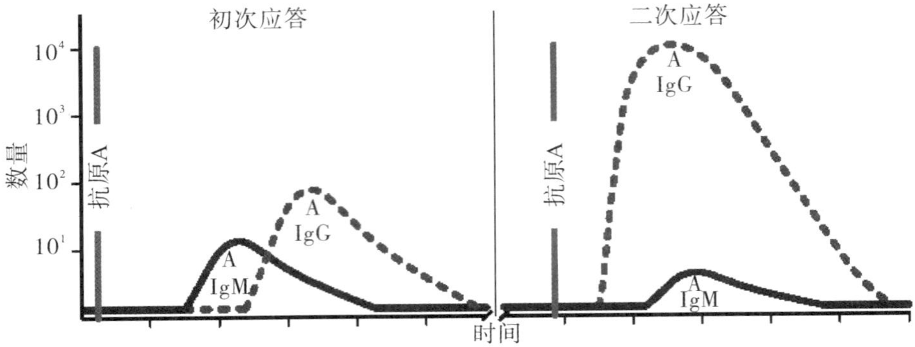

图 3-1　免疫应答和免疫调节

IgM 抗体：被激活的先天 B 细胞在首次响应中产生

IgG 抗体：被激活的记忆细胞在二次响应中产生

右的时间，其间淋巴细胞适应特定的病菌抗原。

在初次免疫应答后，免疫系统首次遭遇异体物质且该物质已经被清除体外，但免疫系统中仍保留一定数量的 B 细胞，作为免疫记忆细胞。这使得免疫系统能够在再次遭遇异物后仍能快速反应并反击抗原。这个过程称为二次免疫应答。二次应答更迅速，无须重新学习。二次免疫应答对引起初始免疫反应及造成免疫系统 B 细胞和抗体数量迅速增加的抗原是特异的。这种二次免疫应答要归功于免疫系统内存留的 B 细胞，这样当抗原或类似抗原再次入侵时，不用再重新生成抗体，因为已经有抗体存在了，这意味着身体准备抗击一切再感染。二次免疫应答不仅由完全相同的病菌抗原引发，也可由相似的病菌抗原引发，引用机器学习中的术语，即免疫记忆具有联想功能。

出现在记忆应答中的抗体一般具有比早期初次应答出现的抗体更高的亲和力。这种受到 T 细胞独立应答限制的现象，称为亲和力成熟或者免疫应答成熟（Maturation of immune response）。成熟过程发生在一个特殊的微环境中——生发中心（Germinal Center，GC），这种成熟需要的条件是在成熟应答中，抗体分子在结构上不同于出现在初次应答中的抗体分子。通过随机变化将基因重组，使高变区基因变化，偶尔这样一种变化会导致抗体亲和力增加。这些结构变化在免疫应答成熟中起关键作用。实际是超变异过程，对超变异后产生的更高亲和力抗体的选择也是非常关键的，亲和力更高的抗体被选入记忆细胞池中，从初次应答到二次应答，抗体亲和力的增加表明免疫应答成熟是一个连续过程（强化学习）。

依据免疫识别、否定选择、免疫应答、免疫记忆以及免疫调节和自我平衡等方面的免疫机制，图 3-2 给出了一个模拟自然免疫系统的抽象模型。图 3-2 中的 B 细胞作为无差异的干细胞在骨髓中产生，最初的差异来自于基因（决定着抗体的片段）的重新排列，该过程（与抗原的出现无关）不断地提供先天的 B 细胞。一个新的抗原侵入系统，经过一段时间后，与带有该抗原受体的先天 B 细胞相遇而发生刺激反应，而由于免疫调节和自我平衡的机制，先天 B 细胞的反应可能会受到 IgG 抗体的抑制，即负的反馈，也可能会受到 IgM 抗体的激励，即正的反馈。先天 B 细胞如果被激活，产生克隆增殖并发生高频突变，变异后具有较高亲和力的细胞被选择进一步的分化为浆细胞，或成为记忆细胞。

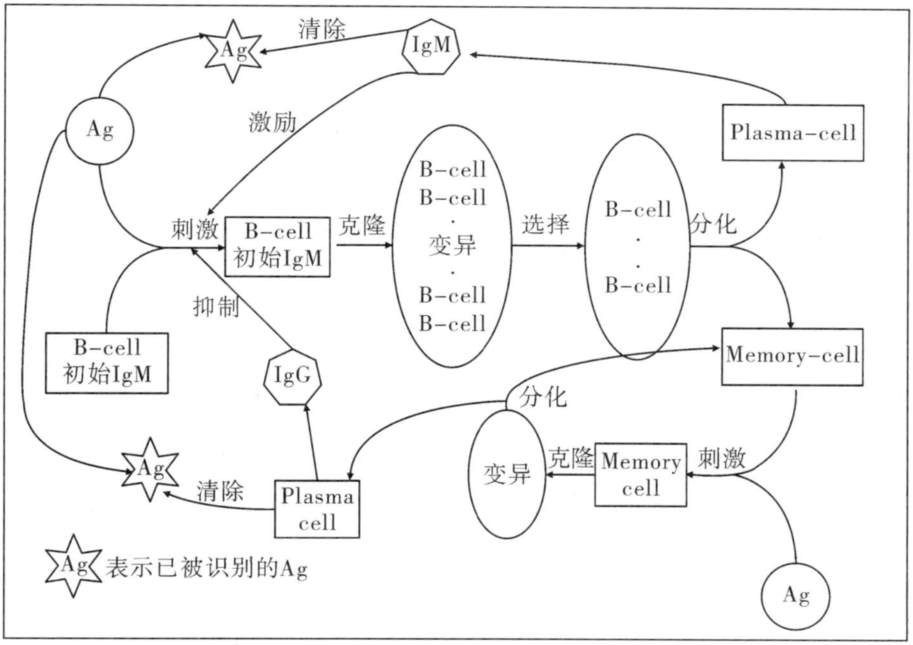

图 3-2 免疫系统的抽象模型

B 细胞在骨髓内分化各阶段的主要变化为免疫球蛋白基因的重排和膜表面标志的表达。B 细胞在发育分化过程中，同样也经历选择作用，以除去非功能性基因重排B细胞和自身反应性B细胞，形成周围成熟的B细胞库。成熟B细胞可在周围淋巴器官接受抗原刺激，在TH细胞及抗原递呈细胞的协助下，及其产生的细胞因子作用下可使B细胞活化，增殖并分化为合成和分泌抗体的浆细胞。当成熟B细胞分化为浆细胞时，B细胞表面的部分标志消失，并出现一些新的浆细胞特有标志，如浆细胞抗原-1（PCA-1）等分子。一种浆细胞只能产生一种类别的Ig分子，并且丧失产生其他类别的能力。浆细胞寿命较短，其生存期仅数日，随后即死亡。在此期分化过程中，有部分B细胞可恢复为小淋巴细胞，并停止增殖和分化，寿命长，可生存数月至数年。当再次与同抗原相接触时易于活化和分化，故称此种细胞记忆B细胞，与机体的再次免疫应答相关。

不成熟B细胞此阶段发生L链基因重排，故可组成完整的IgM分子，并表达于膜表面（IgM），此种细胞如与抗原结合，易使膜受体交联，产生负信号，使B细胞处于受抑状态，不能继续分化为成熟B细胞。这种作用可能是使自身反应B细胞克隆发生流产，是形成B细胞自身耐受的机制之一。各个免疫单元之间的相互作用关系如表3-1。

表3-1 各免疫单元间的相互作用关系

免疫单元	免疫单元	作用	说明
先天或记忆B细胞	Ag	绑定	与Ag亲和力最高的B细胞被激活
被刺激的先天B细胞	IgG抗体	抑制	负的反馈
被刺激的先天B细胞	IgM抗体	激励	正的反馈
抗体	Ag	清除	识别后清除

建立基于免疫机制的计算机安全系统基本步骤可以归纳如下：

（1）免疫系统的分析和量化描述。一方面是利用多种数学、计算及仿真方法结合安全问题描述免疫系统机制；另一方面可借鉴计算免疫学以及最新的生物学研究成果分析免疫系统性能，用于有关计算机安全问题。

（2）描述算法。利用建立的方法和模型开发免疫细胞的个体及集体行为算法，可以用多主体系统理论分析它们的合作行为。

（3）软件实现。设计基于上述数学模型、规则和算法的软件，实现对这些模型的测试和检查是必要的。

（4）仿真环境。设计一个仿真环境证实模型。

（5）系统分析。对仿真结果的统计学分析，应该包括其对网络脆弱性的影响评估，结果反馈并改进所设计的系统。

由上可知，实现免疫计算模型所需要的设计原则如下：

（1）定义抗体和抗原的逻辑和计算结构。

（2）定义抗体和抗原绑定亲和力相似度的测量方法。

（3）多个抗体参与抗原的绑定，定义竞争胜出的规则。

（4）定义 B 细胞在不同激活的状态和不同阶段的生命周期中的行为和属性。

（5）定义产生的抗体受体覆盖整个问题域所需的最低数量。

（6）定义亲和力成熟的过程。

（7）定义克隆选择和高频突变的条件和过程。

（8）定义控制免疫响应和维持动态平衡的方法。

免疫系统的机制非常复杂，有些机制甚至连免疫学家还没有很好地理解，因此本节给出的抽象模型，只是自然免疫系统中部分较成熟机制的模拟。

3.3 入侵检测系统的免疫建模

运用免疫学研究入侵检测技术，目的在于模拟自然免疫系统的原理、体系结构，利用抽象提取于免疫系统的相关算法，解决用统计和模式匹配的方法所不能解决的网络入侵检测问题。

3.3.1 经典免疫模型

1994 年福里斯特等率先提出了将自然免疫机制引入计算机系统的安全保护框架中，使用了否定选择算法来检测受保护的数据和程序文件的变化，为研究入侵检测系统开辟了崭新的领域，国内外许多学者在这一领域进行了大量卓越的工作，其中以霍夫迈尔的研究成果最具代表性。霍夫迈尔等人将免疫的原理和思想推广到网络入侵检测系统中，并进行了深入的理论分析和研究，其免疫模型以一个局域广播网为研究背景，其自身定义为计算机之间的正常连接（包括局域网内部计算机的连接以及外部计算机与局域网内部计算机的连接），即将一次网络连接中计算机的源 IP 地址、目的 IP 地址和服务这三个网络连接属性用 49 位的二进制串来表示，即抗体和抗原的逻辑结构采用二进制串。每个检测器随机生成并经历否定选择过程，检测器分为未成熟、成熟、激活和记忆四种状态。检测器识别非我模式的匹配规则一般采用海明距离或 r-连续位。该模型的核心是否定选择算法，图 3-3显示了否定选择算法产生检测器的示意图。

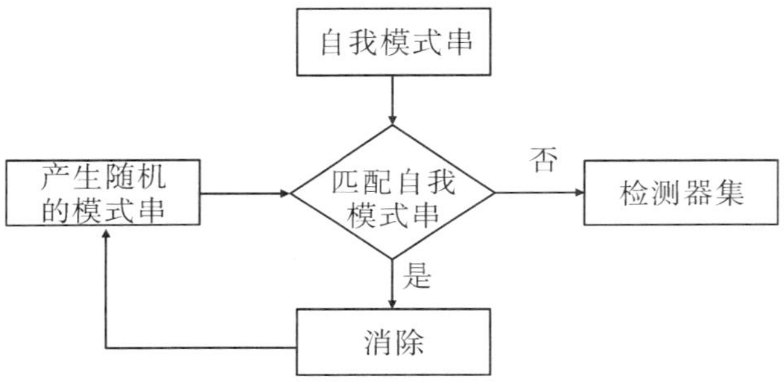

图 3-3　否定选择算法

图 3-3 中随机产生的检测器我们称为候选检测器，可能匹配自我模式，从而引发自反应（Autoimmune Response），因此需要进行筛选，即按某一匹配规则与自我模式集中每一个单元进行匹配的过程，如果候选检测器与每一个自我模式都不匹配，那么它就可以作为一个有效的检测器进入检测系统承担检测任务。达斯等给出传统候选检测器生成算法，该算法的基本过程包括：

（1）定义自身长度为 L 的有限字符串集。

（2）产生一个检测器集 R，R 中的每个检测器与自我模式集 S 中的字符串都不匹配。

（3）通过与检测器 R 匹配情况监视 S 的变化，如果与任何一个检测器匹配，则表示自身产生了改变和偏移。

在最初的算法描述中，候选的检测器是随机产生的，然后测试以删除与自身字串相匹配的检测器，该过程重复进行，直到所需数量的检测器被产生出来。用概率分析方法来估算为满足一定的可靠性所应有的检测器的数目。匹配采用了 r–连续位规则：如果两个字符串 a 和 b 至少有连续的 r 位相同，则称 a 和 b 是在 r 连续位匹配规则下是匹配的，其中 r 的取值范围为：$r \in [0, L]$，$L=\min$（字符串 a 的长度，字符串 b 的长度）。两个随机的二进制模式串 a 和 b 在连续位规则下匹配的概率为：$P[\text{Match}(a, b)] = 2^{-r}[(1-r)/2+1]$。在连续位匹配规则中，$r$ 参数对两字符串的匹配概率影响很大，几乎是当 r 减少一位则匹配概率将增加约一倍。r 参数大小的最优选取应根据实际情况而定，有关参数的设定如下：

（1）N_{RO}：表示候选检测器的数目；

（2）N_R：表示有效检测器的数目；

（3）N_S：表示“自我”集合中模式的数目；

（4）P_M：表示任意两个随机模式间相互匹配的概率；

（5）P_f：表示任一“非我”模式不被 N_R 个有效检测器所匹配的概率，也称漏检概率，即 $P_f=(1-P_M)^{N_R}$；

（6）f：表示任一随机模式与“自我”集合中的 N_S 个模式都不匹配的概率，$f=(1-P_M)^{N_S}$；由 $f=(1-P_M)^{N_S}$，可得 $f=e^{N_S\ln(1-P_M)}$。当 P_M 足够小时，根据泰勒级数展开，近似取 $\ln(1-P_M) \approx (-P_M)$，因此有 $f=e^{-P_M N_S}$，同理有 $P_f=e^{-P_M N_R}$，则有效检测器的数目 N_R：

$$N_R=-\frac{\ln P_f}{P_M} \tag{3-1}$$

由 $N_R=N_{RO}f$ 及式（3–1），则候选检测器的数目 N_{RO}：

$$N_{RO}=-\frac{\ln P_f}{P_M(1-P_M)^{N_S}} \tag{3-2}$$

式（3–2）中如果 P_f 和 P_M 固定不变，那么 N_{RO} 随 N_S 成指数式增长，N_{RO} 对 N_S 很敏感，即使 N_S 发生不太大的变化，也会导致候选检测器集合有较大的变化，增加了算法的计算代价。而从候选检测器中产生一个有效检测器所需的迭代次数可作以下的估计。任一随机模式与“自我”集合中的 N_S 个模式都不匹配的概率为 $f=(1-P_M)^{N_S}$，产生一个有效探测器需迭代的次数 ρ 是以 f 为参数的几何随机变量，随机变量的数学期望为：

$$E(\rho)=\frac{1}{(1-P_{M})^{N_S}} \tag{3-3}$$

式（3-3）表明每产生一个有效检测器所需产生候选检测器的迭代次数随 N_S成指数式增长，例如假设 $P_M=0.002$，当 N_S为 5000 个时，迭代次数为 $\rho=22248$；当 $N_S=6000$ 时，$\rho=1.6\times10^5$，可见迭代次数 ρ 随 N_S成指数式增长。因此传统的否定选择算法存在有效检测器生成的效率低下的问题。

虽然霍夫迈尔对网络 IDS 免疫模型的研究取得令人兴奋的结果，但金姆等将其结果应用于网络入侵检测系统中时，发现他的结果只当否定选择算法应用于小规模网络通信数据集合时才能成功，而在处理真实的网络流量数据中该算法存在着严重的伸缩性（Scaling）问题，实验结果表明要达到80%的非自身检测率，利用上述否定选择算法生成有效检测器的时间需要1429 年。

如前所述，人体大约有 10^8个抗体，但有约 10^{16}种病原体要识别，自然免疫系统采用的方法是动态防护，大约每 10 天会全部更换一次，以适应当前的待检物质。免疫系统采用的动态覆盖实际上是以一定的时间作为代价来换取一定的空间。入侵检测的免疫模型中，在任一特定时刻检测系统可不必包括能检测所有可能的入侵的检测器集合，因为这样做往往开销太大，会严重影响到系统的性能。在某一时刻只包括所有检测器集合的一个子集，这要求检测器集能随时间动态变化，也就是说有效检测器集需要随时更新，而传统的否定选择算法要花费很长的时间才能产生一个有效检测器，严重影响着入侵检测系统的性能。所以如何提高有效检测器产生的效率，以解决传统否定选择算法效率低下的问题，是当前 IDS 的免疫建模研究中的一个重点。总的来说，目前的免疫模型存在以下几个缺陷。

（1）网络行为特征的描述方式。免疫模型采用二进制串表示网络行为的特征模式，并以海明距离或 r-连续位为匹配规则，虽然建模简单且易于性能分析，如能够较准确估计出为达到理想的检测率而所需的检测器数量，同时也能估计出“洞”的数量，但面对复杂多变的网络行为，这种表示方式显得过于简单，以致系统的实用性很低。

（2）检测器集的规模。为了保持较高的检测水准，不得不动态产生大量的检测器，致使检测器的数量达到无法管理的地步，特别是当特征模式的表示方法采用二进制时，这种情况更糟。同时入侵检测的免疫模型中以一定的时间作为代价来换取一定的空间的做法并不有效，即检测时间和检测空间之间存在矛盾的问题。

（3）入侵特征知识的提取。二进制表示的检测器不便于提取有意义的入侵特征知识。

（4）自我集合和非我集合的尖锐划分问题。实际的网络行为十分复杂，判定其是否异常，没有明确的标准，实际上只是个程度的问题，因此简单地将网络行为模式集合尖锐地划分为自我集合和非我集合是不适当的。

（5）检测器集批量更新的问题。自我集合和非我集合的界定是由在一个特定的网络环境条件下的某一时间段内收集的审计数据确定的，随着网络行为的变化或检测时间的延长，自我和非我集合会有较大的变动，导致检测器集批量更新，由于数据集的尺寸巨大，模型必须拥有增量式更新的特点。

（6）免疫模型算法的效率。随着高速网络的出现以及网络环境的动态变化，有效检测器的高效率产生十分重要。

针对上述当前免疫检测模型的研究现状，本章研究建模思路和模型设计的目标。

3.3.2 建模思路和目标

入侵检测系统的免疫建模目的是充分体现自然免疫系统的先天优势。自然在免疫系统中起检测作用的是抗体，抗体的生成演化和工作过程是其核心机制，即如何模拟抗体的免疫响应、动态更新、否定选择和克隆变异等过程来产生高效的检测器集是免疫建模的关键。借助免疫系统的抽象模型，针对现有免疫模型存在的不足，本章的建模思路为：

（1）改进现有网络免疫安全系统在可靠性、知识性方面缺陷带来的问题，研究重点是结构和表示问题。

（2）改进现有网络免疫系统中算法的效率，发展新的算法，比如否定选择算法和动态克隆选择算法。

（3）解决因检测时间和检测空间之间的矛盾而导致检测器规模无法管

理的问题，发展新的检测机制和自我调节与平衡机制。

（4）改进现有网络免疫系统中自我集合和非我集合的尖锐划分问题，引入模糊技术来正确反应网络安全自身模糊的特性。

将免疫系统的较成熟的原理运用到网络安全系统中，提升网络安全系统的性能。结合建模思路和入侵检测技术自身的特点，IDS 的免疫建模实现的目标为：

❖具有自学习性和自适应性：能识别与学习未知入侵，并能够快速适应曾检测到的或相似的入侵模式即具有检测异常入侵和误用入侵的能力。

❖具有分布性：最小化检测过程的集中控制程度。

❖具有扩展性：能够根据检测入侵的需要增加相应的检测构件。

❖具有健壮性：检测器呈集群（Cluster）状分布，具有冗余特征，少量检测器的损失对 IDS 的性能不产生大的影响。

❖具有柔性：根据网络系统面临的攻击情况和系统本身的计算负荷，动态调整对系统资源的利用。

3.4 模型工作原理和结构

从免疫学的角度，入侵检测问题就是区分自我和非我的问题，所谓自我就是合法的或可以接受的网络行为模式；而非我就是非法的或不可接受的网络行为模式。根据 3.2 节给出的免疫计算模型的设计原则，IAIDM 模型的设计如下。

（1）从网络行为的特征集中挑选多个与网络安全密切相关的特征属性组成多维特征向量定义抗体和抗原的结构，由多维特征向量形成的模式空间定义入侵检测的问题域。

（2）用最小候选检测器集合来定义覆盖整个入侵检测的问题域所需检测器的最低数量，基于最小候选检测器集的否定选择过程保证有效检测器的高效率产生。

（3）检测器对非我的识别规则采用空间欧氏距离。

(4) 检测器在不同的演化阶段表现为三种形式：初始检测器、成熟检测器和记忆检测器，并呈集群状分布，具有冗余特征。

不同形式的检测器在激活状态下表现出不同的激励响应行为（活化概率、克隆选择、高频变异等）和生命周期，并设计了优先权机制和率先活化机制，以控制免疫响应和维持检测器规模的动态平衡。

通过初始检测器、成熟检测器和记忆检测器（又分为自动免疫型和被动免疫型两种类型）的生成和演化过程使 IAIDM 模型具备加强学习和联想记忆的功能，既能够检测异常入侵，同时能够以更高效的方式检测误用入侵。IAIDM 在初始运行中不产生任何检测器，而是采用异常呈现与异常触发的机制来产生相应的检测器，从而保证了检测系统能实现检测时间加上响应时间小于攻击时间，解决当前 IDS 中通常遭遇的时间与空间之间的矛盾问题。具体设计和实现方式将在以后的章节详细论述。

IAIDM 模型的工作原理为：模型经学习（训练）后进行模式识别，训练和检测阶段分别称为训练期（Training Phase）和检测期（Detecting Phase）。在训练期，IAIDM 利用正常系统和网络行为集建立自我空间，并定义最小候选检测器集合。在检测期分类模式为自我或非我，IAIDM 模型实时监视目标系统，搜集网络和主机活动数据，并进行数据预处理。当检测到异常的系统和网络行为时，模拟免疫应答的过程进行误用入侵检测和异常入侵检测。首先进行误用入侵检测，即查看是否存在成熟或记忆检测器与之匹配，如果存在且被激活则发现入侵行为而报警；如果没有成熟或记忆检测器能识别该异常的行为，则进行异常入侵检测。在模式空间中异常行为所在位置的邻域，从最小候选检测器集中产生若干初始检测器，如果某一初始检测器被后续相关的异常行为激活，则一方面报告发现入侵行为，另一方面发生增殖变异，经历否定选择后转化为成熟检测器（类比于浆细胞）或记忆检测器（类比于记忆细胞）。初始检测器的活化概率较低，是模拟免疫系统的初次应答机制，用于对未知异常行为的检测，而后两种检测器具有较高的活化概率，是模拟免疫系统的二次应答机制，从而实现了对未知攻击和已知攻击及其变种的自适应。在检测期，由训练期建立起的自我空间和最小候选检测器集合能根据当前环境的变迁实现增量式的批量更新，该过程排除了偶然事件对有效检测器的影响，同时也使得入侵者企图诱导训练模型的恶意行为变得更加困难，IAIDM 模型具有较强的适应性和可扩展性。综上所述，图 3-4 给出了 IAIDM 的结构框架。

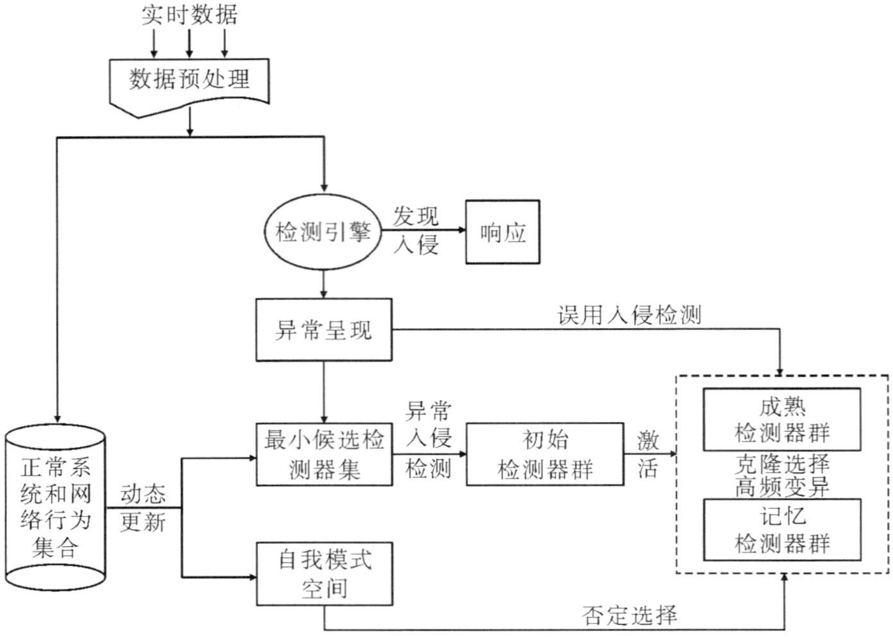

图 3-4　IAIDM 模型结构

IAIDM 模型的研究主要由两个的部分组成：基于最小候选检测器集的否定选择过程和检测器的激励响应机制。第 4、5 章分别描述和分析了这两部分的实现原理和实现方法，对 IAIDM 模型的自适应、容错性、鲁棒性、自我平衡等特点进行了深入的分析，并给出了模型实现的计算复杂性。

3.5　网络安全相关理论

3.5.1　网络安全相关概念

网络安全问题是指计算机网络软件、硬件以及数据遭到外来攻击或不可控的偶然行为的破坏，从而导致提供信息服务的功能中断无法继续正常运行。网络安全随着网络的普及和计算机设备的广泛应用，而成为一个亟须关注的重要课题。与网络安全相关的是网络威胁。网络威胁是指网络安全的脆弱点或者不足之处，容易遭受到攻击。网络威胁会给计算机系统带来极其恶劣的影响，攻击者通过网络系统缺陷可获取网络系统中存在的用户信息数据、网络资源以及其他重要信息。网络威胁主要分为以下几类。

3.5.1.1 物理威胁

物理威胁主要涉及网络使用的相关设备及使用问题。计算机网络存在的媒介主要是计算机相关设备如服务器、防火墙、路由器等，这些设备的安全问题需要得到重视。主要是设备的物理保护问题。另外在管理方面也需要注意，防止黑客利用社会工程学等方法骗取获得物理设备的账户信息或使用权限。

3.5.1.2 网络漏洞威胁

网络漏洞指的是计算机网络存在的系统缺陷，涉及从系统端口、注册表、文件管理、网络管理以及服务器管理、数据库配置等问题，是计算机系统的脆弱点。漏洞是设计者在设计时未被发现无意中留下的攻击者可以攻击的接入点，一般管理员针对网络漏洞采用对系统打补丁的方式进行修复。

由于网络漏洞涉及的范围太过广泛，网络漏洞也越来越多。随着系统的缺陷不断被黑客攻击者挖掘，网络漏洞更新得非常快。针对网络漏洞的防范经常出现防不胜防的情况，所以针对网络漏洞方面的检测非常重要。一般网络漏洞主要涉及暴力攻击、SQL 注入攻击、XSS 注入攻击、CSRF 注入攻击、SSL 攻击等，这些都需要管理员进行网络维护时倍加关注。

3.5.1.3 身份认证威胁

身份认证相关的威胁主要涉及用户登录系统或者管理自己个人账户的口令和密码。口令和密码不能以明文显示，也不能明文存储在比如 cookie 或 URL 链接中，需要采取加密手段进行保护。而口令的长度和难度也是需要注意的，很多用户针对口令的设置非常简单，黑客简单地通过字典文件就可以进行多次尝试破解。口令的设置需要增加其复杂度，且需要进行定期的更新，这样才能在最大程度上提高口令的安全性。

3.5.1.4 系统设置威胁

由于网络系统最终需要各个系统的主机或者设备进行相连，系统自身的安全设置也非常重要。系统自身需要关注自己的网络端口、服务器、初始化。要定期对系统进行最新补丁的安装，对系统的病毒库进行更新，并定期对系统进行检查，对数据库和注册表进行备份。

3.5.1.5 计算机病毒的威胁

计算机病毒对网络系统的危害非常大。病毒具有强大的破坏性，使得系统无法正常运转，正常的服务无法使用或者系统正常资源被大批非法性占用。病毒还具有强大的传染性，能对其他主机和设备进行控制，将自身复制并传染到更多的主机上，完成攻击者非法的目的。病毒对计算机的威胁需要得到管理员的重视。对每个系统必须安装杀毒软件并定期进行更新，对路由器等中间设备需要对其端口和网络进行检查和配置，关闭不常用端口和服务。

3.5.2 网络安全属性

欧洲发布了关于信息安全评估的标准《信息技术安全评估准则》，准则包括对信息安全的可用性、完整性和保密性相关概念的介绍。这三个性质也是网络安全的三大属性。

（1）可用性。可用性是指计算机的系统和资源是可以正常使用、正常提供网络服务的，是可以正常运转的，不会对正常访问用户产生拒绝服务的情况。计算机的可用性是计算机系统的重要性质，只有可用的计算机系统才是具有价值的。

（2）完整性。完整性在信息安全中是非常重要的。完整性是指在网络系统中数据的信息是完整的，不会因为外来因素或者人员的影响而发生改变。信息从输入到输出是一个完整的流程，不会发生中断和没有原因的改变。

（3）机密性。机密性主要指的是信息安全中的保密问题。用户的口令和密码及其其他个人信息在传输和使用的过程中，不允许被没有权限的其他用户看到，保护个人信息的安全。只有用户合理合法地获取权限，才能对系统进行操作和修改，否则不可以对系统信息进行操作。

只有满足这三个属性的系统，才是可用有效率的系统，才是安全可放心的系统。针对系统安全的评估是需要对这三个方面进行考虑的。

3.5.3　网络攻击步骤与技术

网络攻击主要分为以下几个步骤。

（1）确定攻击目标。攻击目标需要依据攻击需求而定，可以依据社会工程学的方法和手段确定攻击目标。

（2）收集目标信息。针对攻击目标，需要了解攻击目标的拓扑结构、网络系统服务器信息、工作时间信息、服务器数量和配置等信息。获取攻击目标信息以后，需要针对攻击目标制定相关攻击策略。

（3）采用策略对目标进行攻击。攻击手段多种多样，针对不同种类和类型的目标网络，选取对应的网络攻击策略进行攻击。然后统计攻击以后得到的信息如获取权限，等等。

（4）进一步攻击。在攻击获得权限基础上，进行进一步攻击。在已经获得权限的基础上对网络系统进行进一步攻击会相对难度低一点，且更容易获得更高权限和更多机密信息。层层拓展不断攻击。

（5）攻击结束。分析攻击获得信息。针对攻击完毕以后获得的信息，观察是否达到预期攻击目标。

攻击技术手段是指攻击的使用方式，依据攻击层次的不同分为两种：依据社会工程学的方法和使用技术工具进行攻击。社会工程学是一种依据社会上的制度和人际关系等途径，利用人们的习惯和经验来解决问题的方式。它的概念是由一位名叫米特尼克的黑客提出的，他在《欺骗的艺术》一文中，列举了很多利用生活习惯得到信息的例子。初始目的只是为了让人们提高警惕。但现在社会工程学的方法被黑客大量利用，其主要是通过攻击者的社会关系或伪造的身份与目标网络相关人员进行交流沟通，伺机窃取机密信息如用户名和密码等。黑客甚至可以利用社会工程学起到欺骗并散布不良信息的目的，从而对社会群体起到非常恶劣的影响和不良作用。

社会工程学对网络攻击同样适用，需要管理者从管理层面提高重视程度。

使用技术工具对网络进行攻击一般分为两种，一种是采用纯技术工具如漏洞扫描器进行扫描。漏洞扫描器的使用相对比较简单，只需要配置环境参数即可。但是漏洞扫描由于过度依赖工具，故存在一定的局限性。尤其需要对漏洞扫描器的数据库进行定时性更新。另一种是采用人工脚本和命令书写的方式，对系统发动攻击。人工编写脚本以后，脚本可以自动运行，存在着较好的使用性和针对性。但是人工脚本成本很大，需要专门针对系统进行编写，较适用于网络规模较小的系统。针对网络规模太大的系统往往由于无法编写太多脚本而不实用。通常攻击者在现实中针对网络系统的攻击是采取两种方式结合使用的方式，部分结合漏洞扫描工具，在重要节点或者网段编写脚本命令，综合两者运行结果，最终达到网络攻击的目的。

3.5.4 网络安全要素

网络系统中的关键因素主要有网络服务、脆弱性、网络连接关系、信任关系以及访问权限等相关内容。对于这些网络的安全要素，下面给出详细的形式化定义和描述。

定义 3.1：一个典型的计算机网络 $N = \{H_i \mid 0 \leqslant i \leqslant n\}$ ，由 n 个主机组成，h_0 为攻击机，对于每个 $H_i \in N(i \neq 0)$ 都可能成为攻击目标，主机 H_i 可以用其相应的 IP 地址进行标记分类。

定义 3.2：网络服务 S 表示的是服务器或主机上开通的各项服务，它可以用四元组（H_i，Service，Protocol，Port）进行形式的描述。

❖ H_i 表示的是网络 N 中的一台开通该服务的主机，可以采用主机 IP 地址描述。

❖Service 表示的是服务的名称，例如 DNS、FTP、DHCP 等。

❖Protocol 表示该服务所使用的网络协议，例如 TCP、UDP 等。

❖Port 分别表示的是该服务所使用的端口，用具体的端口号描述。

定义 3.3：网络系统中的脆弱性。脆弱性表示的是网络系统中存在的各种漏洞 $V = \{v_i \mid 1 \leqslant i\}$ ，它可以用以下三元组表示（H_j，Service，Cveid）。

❖Cveid 表示该漏洞的标识号，在 CVE 漏洞库中会对每个已有的脆弱进行编号，这个标识号就是与其相对应。

定义 3.4：网络连接关系 G 表示的是黑客攻击者是否可以和目标网络中的主机进行通信，以及目标网络内部主机之间的连接关系，它可以表现为一种物理上的连接，也可以表示为通过端口进行通信。它可以使用如下的四元组进行表示（H_i，H_j，protocol，port）。

定义 3.5：网络主机之间的信任关系 P，表示的是系统中的主机之间可以直接访问，而不用经过认证。它可以定义为二元组（H_i，H_j）。H_i 表示被信任的主机，主机 H_i 能够直接访问访问 H_j，而不用经过认证，主机 H_i 可以采用其相应的 IP 地址进行描述。

定义 3.6：网络中的访问权限 F 表示的是攻击者在该系统中，在某台主机上所拥有的权限，可用二元组（H_i，privilege）表示。

❖privilege 表示的是黑客在目标网络中主机 H_i 的访问权限，这个访问权限的取值集合为{none，user，root}。none 表示攻击者无法访问该主机或者无相应服务的访问权限，user 表示有用户的权限，root 表示具有根权限。

3.6 模型的信息源

入侵检测系统的信息源包括主机上操作系统的审计日志、网络数据包以及其他应用程序日志。操作系统中的审计日志中经常留有黑客的踪迹，它是系统活动信息的集合，每一个审计记录描述了一个单一的系统事件，只要用户的操作和用户触发的进程进行系统调用和执行命令（本地或远程的），就会产生这些记录，如由后台进程 syslogd 产生的 syslog 日志。通过在服务器和局域网内的待监测主机上安装一套日志检测软件来收集信息，检测内容包括登录信息、访问信息和软件的使用信息、CPU 的使用、磁盘的输入输出、内存使用率、当前连接等。

网络数据包的分析是本文研究的重点，因为网络包的传输是整个网络行为的基础。与主机日志数据相比，网络数据包提供的信息可以使 IDS 在攻击未抵达主机时就发现入侵。网络活动可以用一系列具有时序关系的事件来描述，有关事件的信息数据可以利用网络嗅探器（Network Sniffer）、NFR、tcpdump 等工具或防火墙的审计机制等获得。这些网络事件数据经过预处理后作为信息源输入 IAIDM 模型中进行分析。下面给出 IAIDM 模型评估数据集的说明、特征属性的选择及预处理的过程。

3.6.1 评估数据集

IAIDM 模型的评估数据集使用 1999 年美国国防部高级研究计划局（DARPA）的入侵检测评估数据，该数据是第二次入侵检测评估数据集合，虽然 DARPA 数据集已经过时，但据我们所知，它是极少量网络传输公共数据集之一，代表了可以复制实验结果的共同基础，因此多数研究皆依此数据集作为评估对象。该数据集共包括五周的数据，其中第一周的数据集是不包括攻击的训练数据，其余四周的数据集包括了各种攻击行为的网络连接记录并且进行了标注，这些记录所涉及的入侵行为共分为四大类：DOS——拒绝服务攻击（如 Syn flood）、R2L——远程非授权访问（如密码猜测）、U2R——非授权得到超级用户权限（如缓冲区溢出）和 Probing——漏洞探测或其他扫描（如端口扫描），这四大类又细分为 22 种不同类型的攻击。数据集中 TCP 连接记录的各段特征属性如表 3-2 所示。

表 3-2 TCP 连接记录特征属性项

连接信息名称	连接信息描述
Time stamp	连接起始时间
Duration	连接时间的长短
Service	目的端网络服务，如 HTTP、TELNET 等
Source port	源端口
Destination port	目的端口
Source IP address	源 IP 地址
Destination IP address	目的 IP 地址
Flag*	连接状态

续 表

连接信息名称	连接信息描述
Bytes	传送字节数

* Flag 用于表示连接终止时的 TCP 协议栈所处的状态，它是检测诸如 SYN Flood、Portscan 等攻击手段的重要属性。

数据集中网络连接记录的形式如下所示：

06/19/1998， 08： 06： 55， 00： 00： 01， http， 1106， 80，172. 016. 117. 132，199. 095. 074. 090，SF5450. normal

06/15/1998， 09： 37： 10， 00： 00： 01， ftp， 4214， 21，152. 169. 215. 104，172. 016. 112. 050，S0，0satan

由前所述，IAIDM 模型经学习后进行模式识别，分为训练期和检测期。相应的模型评估数据集也分为训练数据集和检测数据集，训练数据集取之于第一周的数据集，而检测数据集则是从所有数据集中抽取部分记录组成。模型在训练期间，利用训练数据集建立起自我模式空间，在检测期间利用检测数据集来测试和评估模型的性能。

3. 6. 2 特征属性的选择和归一化

如何选择数据集的特征属性来表征网络行为模式对网络入侵检测系统来说十分重要，必须使模式既能充分刻画网络行为，又便于界定自我和非我的网络属性特征，且对网络行为的合法改变（如安装新的软件、增加新的用户和用户行为的正常变化）表现出惰性，而又敏感于非法的或不可接受的行为，同时也便于提取有意义的入侵特征知识。

异常和正常行为的特征往往会体现在事件记录的某些特征属性上，如根据报头信息：连接持续时间、协议类型、网络服务类型、连接状态标志等。而现阶段网络入侵检测的免疫模型研究中，检测器仅仅是提取基本的网络连接属性（如源 IP 地址、目的 IP 地址和服务）作为检测依据，并不能充分地刻画网络行为，无法很好地界定自我和非我的网络行为，也不便于提取有意义的入侵特征知识，虽降低了建模的代价和便于模型性能的理论分析，但系统的实用性却很低。然而特征个数并不是越多越好，随着特征个数增加，一方面会带来计算的复杂程度和存储容量的增加，影响了入侵检测系统的实时性，同时也可能会因为增加了部分不相关特征反而降低了系统区分自我和非我的性能，即判据不具有单调性，因此特征属性的选择对于检测系统有很大的影响，这也是入侵检测研究领域的一个热点。许多学者进行了相关的研究，这里不做详细讨论。本书结合建模思路和 IAIDM 模型的特点，在表 3-2 的基础上选取了网络连接的 8 个特征属性：①Service IP，②Client IP，③Service port，④Client port，⑤Duration，⑥Service，⑦Bytes，⑧Flags。

这里的特征属性 Client IP 是指发起网络连接的主机 IP 地址即客户端，包括局域网内部主机和外部主机；特征属性 Service IP 是指局域网内提供服务的主机 IP 地址即服务端。

描述系统和网络行为的特征属性是不规则分布的，其中多个特征属性使用不同的度量单位，其取值范围可能相差很大，而相似性度量对输入向量中特征属性的值域非常敏感，这就使得在计算两个事件记录对象的相似度时，某些特征属性占据了主导地位，对相似度起了决定性作用，掩盖了其他一些特征属性的影响。例如：包含 3 个特征属性的两个事件记录对象：$x=(24.3,\ 4030,\ 1.5)$，$y=(11.5,\ 1578,\ 0.6)$，由欧氏距离计算对象 x，y 的相似度为：

$$D_{x,y}=\sqrt{|24.3-11.5|^2+|4030-1578|^2+|1.5-0.6|^2}$$

可见其相似度大小主要由第二个特征属性决定。这显然不能正确地反映两个事件记录对象之间的差异，将直接影响到检验的结果。为了消除某些特征属性值对相似度的决定性作用，均衡各个特征属性值的影响，使结果更准确，需要把网络行为集中的事件记录对象归一化到标准的单位超立体中。

从长时间来看，网络行为集中的事件记录对象的特征属性值是在一定范围内的，它们是有一定规律的，是服从一定分布的。因此，网络行为集正确地反映了特征属性的范围和特征属性值的分布。根据网络行为集的分布，把事件记录对象归一化到一个标准的单位特征度量空间，即用单位特征向量来表示事件记录对象，从而解决了因为特征属性度量不同所产生的不平衡问题。

我们选取的 8 个特征属性分别归一化处理如下。

❖Client IP：IP 地址分为 4 段，每一段取值范围为［0，256］，各段分别映射到单位特征度量空间中，即采用 4 维空间来描述 IP 地址，且各段地址值［0，256］$\xrightarrow{\text{归一}}$［0，1］，如果是局域网内的主机 IP 地址，则前三段置为 0。

❖Service IP：取 IP 地址第 4 段映射到单位特征度量空间中，地址值［0，256］$\xrightarrow{\text{归一}}$［0，1］。

❖Duration，port 和 Bytes：分别映射到单位特征度量空间中，且取值范围由［0，max］$\xrightarrow{\text{归一}}$［0，1］。

❖Service 和 Flags：Service 分为 http、telnet 和 ftp 等，而 Flags 分为 SF、S0、S1 和 S2 等，其归一化方法是预先确定实验数据集中 Service 和 Flags 的种类，在 0 和 1 之间的取值范围内用不同的数值来表示，如 http 表示为 0.15 而 ftp 表示为 0.25 等。

对网络行为集中的所有事件记录对象进行上述归一化操作，将其从 8 维的初始空间转换到新的 14 维单位特征度量空间。这样，所有特征属性都归一到统一的度量下，从而能够正确地反映出事件记录对象之间的相似度。

事件记录对象的归一化消除了某些特征属性值对相似度的决定性作用，均衡了各个特征属性值的影响。而在入侵检测领域，某些特征属性如连接标记比另一些特征属性如协议类型更能说明入侵行为的出现，即事件记录对象间，前者的差异在构成相似度方面应该比后者更重要。但实际上，既要对不同特征属性之间的关系进行定性分析，又要确定其定量比例，将给算法的实现带来较大的困难。更重要的是，建模目标是能够检测各种未知入侵的自适应系统，而这种带有先验性的对特定数据分布、特定特征属性集经过精心调整得到的参数必将损害算法的普遍性和适应性。基于此考虑，计算相似度时没有对各个特征属性进行权值设定。IAIDM 模型采用标准的欧氏距离度量来计算特征向量间的距离。

3.7 本章小结

本章首先依据自然免疫系统中免疫识别、克隆变异、免疫应答、免疫记忆以及免疫调节和自我平衡等方面的免疫机制，给出了一个抽象的免疫模型，由于在免疫系统中起检测作用的是抗体，因此该抽象模型重点演示了抗体的生成、演化和工作的过程，并给出了实现免疫计算模型所需要的设计原则。

第二部分重点研究了当前 IDS 的免疫模型研究中存在的优缺点，主要就检测器的表示结构、入侵特征知识的提取、自我集合和非我集合的尖锐划分、检测器集批量更新及算法的效率等几个方面的问题进行了深入的研究分析。在此基础上，就如何充分体现免疫系统先天优势的问题提出了免疫建模的思路和目标。

第三部分依据建模的思路和目标，提出了一种新的基于免疫原理的自适应入侵检测模型 IAIDM，给出了模型的工作原理和体系结构。IAIDM 模型摒弃了以二进制串定义抗体和抗原结构的传统方式，而采用多维的实向量来定义检测器的结构，即以多维的特征向量空间来描述入侵检测的问题域，并提出以最小候选检测器集合来定义覆盖整个问题域所需的最低检测器数量。在初始运行中 IAIDM 模型不产生任何的检测器，而是通过异常呈现与异常触发机制以“静则勿动，变才需求”的方式从最小候选检测器集中有针对性地产生检测器群，而不是盲目地随机地产生检测器的传统方式。检测器在整个检测过程中表现为三种形式：初始检测器、成熟检测器和记忆检测器，使模型具备加强学习和联想记忆的功能，既能够检测异常入侵，也能够以更高效的方式检测误用入侵，同时 IAIDM 模型拥有增量式批量更新局部模式空间的能力，其适应性和可扩展性较强。

最后给出了 IAIDM 模型的评估数据集，以及特征属性的选择和归一化预处理方法。

4 基于最小候选检测器集合的否定选择过程

本章首先结合自然免疫系统中先天 B 细胞产生的原理提出了最小候选检测器集合的概念，以此来定义覆盖整个入侵检测的问题域所需检测器的最低数量，并对其生成算法和初始化方式进行了深入的研究。在此基础上提出了一种基于最小候选检测器集的否定选择算法 MBNSA，详细描述了算法的推导过程、性能评估和计算复杂度，并论述了在算法 MBNSA 中引入模糊技术来解决尖锐边界的问题。同时针对训练集非完备的问题，提出了增量式动态更新算法 IMBNSA 以及误检错误的预测方法。

4.1 引言

在入侵检测领域中，网络安全问题本身具有极大的模糊性，即免疫模型的自身定义不可能是非常明确和稳定的，实际的网络行为十分复杂且随时间变化，判定其是否异常没有明确的标准，实际上只是个程度的问题，因此自身的定义是一个动态的模糊的过程。在网络入侵检测的免疫模型中起入侵检测作用的是检测器，检测器的有效性取决于自我集合和非我集合之间的界定，而随着网络环境的变化或时间的迁移，自我集合和非我集合会有较大的变动，因此如何高效率地产生能正确反应网络安全自身模糊特性的有效检测器集合是网络入侵检测的免疫模型中首要解决的问题。

4.2 基本概念和定义

模型的数学描述是对模型进行理论分析的基础。采用免疫系统的术语描述入侵检测系统：自我表示正常模式，非我表示异常模式，自我空间 S 表示正常模式集合，非我空间 N 表示异常模式集合。我们用 U 表示由所有模式组成的模式空间，首先给出相关的概念和定义。

定义 4.1：模式。由一组特征向量 $x^j=(x_1^j, \cdots, x_n^j) \in [0.0, 1.0]^n$ 表示，其空间描述为 n 维欧氏空间中的一个点，记号 x_i^j（$i=l, 2, 3, \cdots, n$）为模式 j 在第 i 个坐标轴上的特征分量，即将描述系统和网络行为的实际特征属性值归一化到一个标准的单位特征度量空间 $[0.0, 1.0]^n$，以消除不同属性值之间的不同度量单位或相差很大的取值范围等因素影响模式间相似性度量的准确性。

定义 4.2：模式类的紧致性。同一类的各个模式在模式空间中组成一个紧致集，从这个紧致集中的任一点可以均匀地过渡到同一集中的另外一点，而在过渡途中的所有各点都仍然属于这个紧致集即同一类。

定义 4.3：模式的相似度。$\forall x^k, x^j \in U$，x^k 和 x^j 之间的相似度由欧氏距离定义：

$$\mathrm{Sim}(x^k, x^j)=\sqrt{\sum_{i=1}^{n}(x_i^k-x_i^j)^2} \tag{4-1}$$

定义 4.4：模式空间。模式空间由 $U \subseteq [0.0, 1.0]^n$ 表示，U 包含了所有可能的模式。

定义 4.5 ：自我空间与非我空间的划分。自我空间 $S \subseteq U$，它的补集即非我空间定义为 $N=U-S$，有 $S \cup N=U$，$S \cap N=\varnothing$。

在很多情况下，我们用特征函数 χ：$[0.0, 1.0]^n \to \{0, 1\}$ 来定义自我空间 S。

$$\chi(\vec{x})=\begin{cases}1 & \text{if} \vec{x} \in S \\ 0 & \text{if} \vec{x} \in N\end{cases} \tag{4-2}$$

特征函数χ的输出值为1意味着正常，为0意味着入侵。

式（4-2）存在尖锐划分问题，而通常自我空间和非我空间之间没有明确的界线，而只是个异常程度的问题。安全本身具有模糊性。主要体现在目前网络系统是通过访问控制规则限制非授权的读取和信息的修改来实现网络资源的保密性和完整性的，但单从活动是否符合访问控制政策并不能判决活动是否为入侵。违反访问控制规则的活动不一定是入侵，它可能是合法用户的误操作或非法用户出于好奇的偶尔操作，只有试图通过连续的非法访问试探网络信息的活动才较可能构成入侵。符合访问控制政策的访问也可能是入侵，因为入侵者在有限的授权下，可以利用网络或系统的缺陷（如缓冲区溢出），窃取更大的权限，从事符合安全政策的非法活动。另外网络正常超载和异常超载之间的界限也比较模糊，因而资源消耗与遭受攻击之间存在一种模糊关系。

为平滑正常与异常之间的严格界限，更灵活地处理攻击和合法的判断，这里引入了模糊集理论。模糊集理论是由卢菲特·泽德（1965）引进的，是经典集合论的一种推广。在经典的集合论中，所谓的二分条件规定每个元素只能属于或不属于某个集合（因此模糊集不是集合）；可以说，每个元素对每个集合的归属性（membership）都只能是0或1。而每模糊集则拥有一个归属函数（membership function），其值允许取闭区间［0，1］（单位区间）中的任何实数，用来表示元素对该集的归属程度。

定义4.6：自我空间与非我空间的模糊定义。所谓模糊定义，即特征函数式（4-2）的输出不限于0或1，而扩展为间隔［0.0，1.0］中任一个值，χ：$[0.0, 1.0]^n \rightarrow \{0.0, 1.0\}$。在这种情况下，特征函数的输出值代表异常程度：输出值为1意味着正常，为0意味着异常，而其他的输出值代表该特征向量描述的网络行为存在某种程度上的异常。

模糊定义有助于灵活地定义自我空间和非我空间之间的界线划分，然而，在现实系统中需要决定何时发出入侵警报。在这种情况下，我们又回到是非的二元问题，这就需要定义一个异常程度的阈值t：

$$\chi_t(\vec{x}) = \begin{cases} 1 & \text{if } \chi(\vec{x}) > t \\ 0 & \text{if } \chi(\vec{x}) \leqslant t \end{cases} \tag{4-3}$$

通过灵活的调节阈值 t，使入侵检测系统能较准确地反映当前的网络安全状况。

IDS 在检测入侵时可能导致两类错误，亦即漏检错误和误检错误。

定义 4.7：漏检错误。漏检错误是指将一非我模式 $x \in N$ 分类为正常的事件，记为 e^-，即 $e^- = x \in N \mid \chi_t(\overrightarrow{x}) = 1$。

定义 4.8：误检错误。误检错误是指将一自我模式 $x \in S$ 分类为异常的事件，记为 e^+即 $e^+ = x \in S \mid \chi_t(\overrightarrow{x}) = 0$。

检测器 d 是一个长度为 n 的单位特征向量，利用定义 4.3 给出的模式间相似度的度量方法来模拟免疫系统中淋巴细胞的受体和病菌的抗原决定簇之间的结合，即采用欧氏距离 D 作为识别规则，检测器 $d \in U$ 与模式 $s \in U$ 之间的距离 $D_{\mathrm{d,s}}$定义如下：

$$D_{\mathrm{d,\ s}} = \sqrt{\sum_{i=1}^{n} (d_i - s_i)^2} \qquad 0 \leqslant D_{\mathrm{d,\ s}} \leqslant 1 \tag{4-4}$$

定义 4.9：相似度阈值 ε。检测器 $d \in U$ 与模式 $s \in U$ 之间的相似度度量，当 $0 \leqslant D_{\mathrm{d,s}} \leqslant \varepsilon$ 时，我们说 d 与 s 相似，当 $D_{\mathrm{d,s}} > \varepsilon$ 时，d 与 s 相异。

每个检测器只能识别以 ε 为半径的球形区域内所有的模式，而在球形范围外的模式不能被其识别。检测器对应一个模式集 C_{d}，称为 d 的识别域，下面给出 C_{d}定义。

定义 4.10：检测器 d 的识别域 C_{d}。d 的识别域就是在给定的阈值 ε 下，被 d 识别的所有模式组成的集合，记为$C_{\mathrm{d}} = \{s \in U \mid \mathrm{identify}(d, s): 0 \leqslant D_{\mathrm{d,s}} \leqslant \varepsilon\}$，$C_{\mathrm{d}}$在空间 U 中表现为以 d 为中心而以 ε 为半径的球形空间区域。

通过调节 ε，可改变检测器 d 的识别域 C_{d}。这里存在两种极限情况，其一是当 $\varepsilon = 1$ 时，d 的识别域 C_{d}是整个模式空间 U，即 $C_{\mathrm{d}} = U$；其二是 $\varepsilon = 0$，d 的识别域 C_{d}是其本身，即 $C_{\mathrm{d}} = \{d\}$，其他情况下 $C_{\mathrm{d}} \subset U$。检测器 d 识别模式 s，记为 identify（d，s），反之记为¬ identify（d，s），识别概率记为 $P_{\mathrm{M}} = P[\mathrm{identify}(d,\ s)]$。

下面结合自然免疫系统中先天 B 细胞产生的原理，研究 IAIDM 模型的最小候选检测器集合的概念，并对其空间覆盖特性、生成算法以及初始化与存储方式进行深入的研究。

4.3　最小候选检测器集合

B 细胞作为无差异的干细胞在骨髓中产生，最初的差异来自于基因（决定着抗体的片段）的重新排列，该过程（与抗原的出现无关）不断地提供先天的 B 细胞。先天的 B 细胞群不与自身发生反应，并以最小的交叠代价完全覆盖非我空间，使免疫系统能对几乎所有的抗原进行不同程度的识别。相应的，在本模型中也有一个类似的起源处理过程，采用最小候选检测器集合类比于免疫系统中先天的 B 细胞群，以最小的交叠代价完全覆盖整个入侵检测的问题域。

定义 4.11：最小候选检测器集合 M。在给定 ε 条件下（$0 < \varepsilon < 1$），任一检测器 d^i 的识别域为 C_{d}^i，在满足任一 C_{d}^i 不与自我空间 S 相交的前提下，C_{d}^i 以最小的交叠代价覆盖非我空间 N，有：

$$M = \{d \mid \bigcup_{i=1}^{k} C^i = N,\ C^i \cap S = \varnothing,\ C_{\mathrm{d}}^i \cap C_{\mathrm{d}}^j = \min\}$$

其中 k 为 M 的势，即 $|M| = k$。

由于 M 中的任一检测器不与自我空间 S 相交，所以 M 是有效的候选检测器集合。新检测器的产生可以无须经历否定选择过程，而是直接产生于 M，如果能实现这样一个检测器集将有助于极大地降低模型的训练时间和网络入侵的检测时间。相邻的检测器之间识别区域交叠，我们定义识别域中未交叠区域为 d 的空间覆盖域 C，定义如下。

定义 4.12：检测器 d 的空间覆盖域 C。检测器 d 的空间覆盖域 C 在不与自我空间 S 相交的前提下，定义如下：

$$\bigcup_{i=1}^{k} C^i = N,\ C^i \subset C_{\mathrm{d}}^i,\ \text{且}\ C^i \cap S = \varnothing,\ C^i \cap C^j = \varnothing,$$

其中 $i,\ j = 1,\ 2,\ \cdots,\ k,\ i \neq j$。

C 为 n 维的超级立方体，位于区域 C_{d} 内，则 C 的空间体积 C_{V} 定义如下

$$C_{\mathrm{V}} = \left(\frac{2\varepsilon}{\sqrt{n}}\right)^n \tag{4-5}$$

其中 n 为模式空间的维度。当 $n=2$，C 的平面示意图如图 4-1 所示。

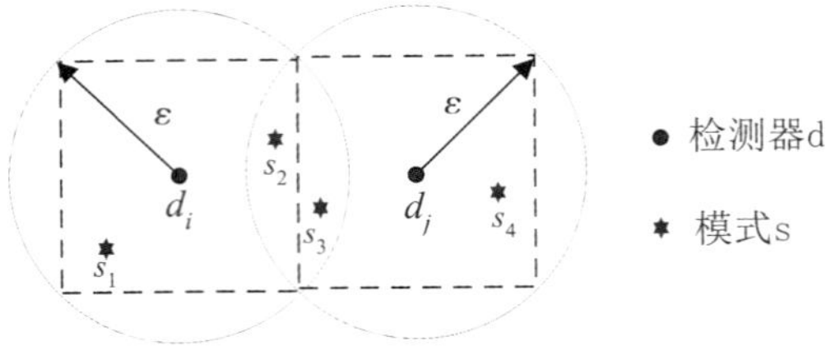

图 4-1　检测器的空间覆盖域

虚线框表示检测器的空间覆盖域 C，而两个实线球形

分别表示检测器 d_i 和 d_j 的识别域 C_d^i 和 C_d^j

检测器 d_i 和 d_j 相邻，它们的识别域 C_d^i 和 C_d^j 叠交，存在公共的部分，在公共部分内的模式（如图 4-1 中的 s_2 或 s_3）对检测器 d_i 和 d_j 同时形成刺激作用，我们称为交叉刺激，交叉刺激区对应于那些在 C_d 区域内但在 C 覆盖区以外的点，至于哪个检测器能胜出则由活化概率函数决定。

我们假设已知非我空间 N 的空间体积为 N_V，根据公式（4-5），最后完全覆盖整个非我空间 N 所需的最少检测器数 L 为：

$$L=\left\lceil \frac{N_V}{C_V} \right\rceil \tag{4-6}$$

其中$\lceil a \rceil$为浮点数 a 向上取整，以至在小范围内相邻的覆盖域$C^i \cap C^j \neq \varnothing$，可以保证非我空间 N 中的任何一点至少能被一个检测器识别，有 $L \geqslant k$。

为了使新的检测器能直接产生于 M，免疫模型首先需要初始化并存储 M，然而由公式（4-5）和（4-6）可知，随着空间维度 n 增加或 ε 的变小，M 的规模成指数式膨胀，因此 M 的计算与存储成为模型初始化化过程中首要解决的问题。

为了简化问题的复杂性，我们假设在自我空间 $S=\varnothing$、非我空间 $N=U$ 的特殊情况下来定量描述 M 的规模，即 $|M_{S=\varnothing}|$。由定义 4.4 可知，模式空间 U 的体积 U_V 可以认为近似等于 1，$N=U$ 则有非我空间的体积 $N_V \approx 1$。

第三章中我们选取了网络连接的 8 个特征属性，并转换到一个 14 维的单位度量空间，经过数据降维处理后空间维度 $n=9$，表 4-1 给出了在阈值 ε 取不同值的情况下 L 的值。

表 4-1　在 ε 取不同值时 L 值

ε	L
0.001	3.84×10^{28}
0.005	1.97×10^{22}
0.008	2.86×10^{20}
0.01	3.84×10^{19}
0.02	7.51×10^{16}
0.03	1.95×10^{15}
0.04	1.47×10^{14}
0.05	1.97×10^{13}

表 4-1 显示随着 ε 的减小，而 $|M_{S=\varnothing}|$ 成指数式递增，反之亦然。显然计算与存储每一个检测器的特征向量(浮点数)所需的系统开销巨大，这在有限资源环境中是不现实。

根据本模型中检测器的特性，我们提出利用检测器的空间位置来描述 $M_{S=\varnothing}$ 的简化方案。$d\in N$ 的空间覆盖域 $C\subseteq N$ 为 n 维的超级立方体，所以 d 的空间覆盖域 C 在每一维坐标轴上的间隔大小 h 为：

$$h = C_{\mathrm{V}}^{\frac{1}{n}} \tag{4-7}$$

由定义 4.4 可知，U 是一个 n 维的单位特征度量空间，则 U 在各维方向上的张量或长度 $I=1$，因此我们根据式 (4-7) 可以计算出在每一维坐标轴上检测器的个数 l：

$$l = \frac{I}{h} = \frac{1}{h} \tag{4-8}$$

例如 $n=3$ 和 $\varepsilon=0.08$ 时，则 $C_{\mathrm{V}}=7.9\times10^{-4}$，由式 (4-7) 和式 (4-8) 分别得 $h=0.092$，$l\approx10.82$，l 的 3 次方约等于 L。

我们对集 $M_{S=\varnothing}$ 中每一个元素在各维坐标轴上的位置进行排列编号(从 0 到 $L-1$)，然后将其转换为空间坐标表达形式(a_1，…，a_n)，其中 a_i 为整数且 $0\leqslant a_i\leqslant\lceil l\rceil-1(i=1,\cdots,n)$，记为整数索引空间 A：$[0,\lceil l\rceil-1]^n$。已知检测器 d 在 A 中所处的位置，可由下式计算其在 U 中各维的特征向量值 x_i：

$$x_i = a_i\times h = a_i\times C^{\frac{1}{n}} + \frac{\varepsilon}{\sqrt{n}},\ i=1,\cdots,n \tag{4-9}$$

其中 a_i 为 A 中第 i 维的坐标值。

例如已知$M_{S=\varnothing}$ 中某一个检测器 d^j 在三维索引空间 A 中的位置为(5，6，7)，则由公 式(4-9)可计算出其特征向量为：$x^j=(x_1^j, x_2^j, x_3^j)=(0.517, 0.609, 0.720)$。因此阈值 ε 确定下来后，最小检测器集$M_{S=\varnothing}$ 中每一个检测器的特征向量 $x^j=(x_1^j, \cdots, x_n^j)(j=l, 2, 3, \cdots, l)$ 也可随之确定下来。

由上分析，免疫模型无须初始化与存储$M_{S=\varnothing}$ 中每一个检测器的特征向量，只需计算与存储 h 和 l 的值，并由 l 产生索引空间 A 即可，每当免疫模型产生新的检测器时，随机在整数索引空间 A 中选择一点，由公式(4－9) 即可得到新检测器的特征向量，算法的时间复杂度与 $|M_{S=\varnothing}|$ 无关，因此 $M_{S=\varnothing}$ 的初始化与存储问题可以得到解决。

上述的分析结果是在 $S=\varnothing$、$N=U$ 的假设环境中得出的，同样也适用于 $S\neq\varnothing$ 的实际环境，因为在免疫模型中，非我空间 N 虽是未知的，但自我空间 S 是可预知，由定义 4.5 可知，N 随 S 的确定而确定。

$S\neq\varnothing$ 意味着由 A 中的某些点产生的检测器会发生自身反应，需要避免对这些点的选择。而对这些点的确定，就需要首先确定自我模式在模式空间 U 中的分布，即 S 的确定，S 可以通过正常模式集即训练集 S_{trn} 来获得，因此 S 是可预知。由 S_{trn} 来界定 S 的边界，通常的方法是采用聚类的算法，即根据某种准则，将样本空间中的样本数据集合划分为表示不同模式或系统行为的一些子集，使得同一子集中的对象尽可能相近，不同子集之间的对象尽可能相异，聚类算法能较精确的描述样本的空间分布，如分类的个数、各类的中心和各类包含的样本数量等细节。下面结合本模型的特点和要求，就自我空间 S 的界定方法进行研究。

4.4 自我空间的界定方法

模型中界定自我空间 S 边界的目的是产生有效的 M 集合，因此采用何种聚类算法对有效检测器的产生十分重要，通常需要满足如下要求。

（1）算法效率。针对复杂多变的网络行为，网络入侵检测系统通常采用高维的特征属性来表征网络行为，因此聚类算法对高维数据的处理效率影响着入侵检测系统的性能。

（2）聚类精度。影响候选检测器集产生的有效性和可靠性。

（3）模糊划分。如定义 4.6 所述自我空间和非我空间之间没有明确的界线，而只是个异常程度的问题，因此聚类结果中能反映出自我空间的不确定性，有利于免疫模型能根据当前的网络环境的安全状况来产生高效的检测器集。

（4）批量更新。用来界定自我空间 S 的正常模式集是在一个特定的网络环境条件下的某一时间段内收集的审计数据，随着网络环境的变化或时间的迁移，正常模式集会有较大的变动。由于数据集的尺寸巨大，如果依靠聚类的方法来更新所有的特征模式类，其时间开销很大，不很现实，因此聚类算法必须拥有增量式更新的特点。

当前已经提出的聚类算法有很多，本文重点研究和参考了下面几个具有代表性的聚类算法。

4.4.1 聚类算法

4.4.1.1 K-means 聚类算法

K-means 聚类算法（K 均值聚类算法）是一种基于划分的聚类算法，它尝试找出使聚类性能指标最小化的 k 个划分，通常使用的聚类性能指标函数是聚类集中的每个数据或对象到该类中心的聚类平方之和，并使它最小化：

（1）设定聚类数 k。

（2）让 C_1，…，C_k，为初始类中心，将数据集 $\{x_1, \cdots, x_N\}$ 划分为 k 数，使所有样本 x_i 隶属于某一类 C_j，即没有任何数据点隶属于 2 类或多类。引入一组 D 维向量 μ_k，其中 $k = 1, \cdots, k$，且 μ_k 是与第 k 个聚类关联的均值向量（质心）：$\mu_k = \frac{1}{|C_k|}\sum_{x \in C_k} x$。

（3）K-means 算法的目标是找到数据点分别属于的聚类，以及一组向量 $\{\mu_k\}$，使得每个数据点和与它最近的向量 μ_k 之间的距离的平方和最小即 $\min_{C_1, \cdots, C_k} \sum_{k=1}^{K} W(C_k)$，其中 $W(C_k) = \frac{1}{|C_k|}\sum_{i \in C_k} \| x_i - \mu_k \|^2$。

(4) K-means 算法基本流程是先将簇初始化为 $C_k=\varnothing$,($t=1$, 2, …, k),计算样本 x_i 和各个质心向量 μ_k 的距离:$d_{ik}=\|x_i-\mu_k\|^2$,将 x_i 标记最小的为 d_{ik} 所对应的类别 λ_i,此时更新 $C_{\lambda i}=C_{\lambda i}\cup\{x_i\}$。再重新计算每个质心 $\mu_k=\frac{1}{|C_k|}\sum_{x\in C_k}x$,如果所有的 K 个质心向量都没有发生变化或达到最大迭代次数 N 则输出簇划分 $C=\{C_1, \cdots, C_k\}$。

K-means 算法的优点为:

(1) 对处理大数据集,K-means 算法是相对可伸缩的和高效率的,因为它的计算复杂度为 $O(nkt)$,其中 n 为对象个数,k 为聚类个数,t 为迭代次数,通常有 $k\ll n$ 和 $t\ll n$。

(2) 空间复杂度是 $O(k+n)$,如果可以把所有的数据储存在内存里,存取所有元素则非常快,因此,效率非常高。

(3) 不依赖于顺序。给定一个初始类分布,无论样本算法的顺序如何,分区过程结束后生成的数据分区都一样。

K-means 算法的缺点为:

(1) 生成的聚类数是要预先给定的,不能动态添加新的聚类。

(2) 对噪声和异常点很敏感,即使是少数这样的数据对平均值的影响也很大。

(3) 需要给出类平均值,因此它不适合处理有分类属性的数据。

由于网络行为十分复杂,其正常模式集的样本空间分布可能呈任意形状,如采用 K-means 聚类算法会对自我空间 S 边界的界定产生较大的误差,严重降低候选检测器集产生的有效性和可靠性;另一方面随着网络环境的变化或时间的迁移,正常模式集会有较大的变动,而 K-means 聚类算法不具备增量式动态更新的特点,需要更新整个样本空间,而 S_{trn} 的尺寸巨大,其时间开销很大。

4.4.1.2 DBSCAN 聚类算法

DBSCAN (Density-Based Spatial Clustering of Applications with Noise) 是具有噪声的基于密度的聚类方法。其基本思想是:对于一个聚类中的每一个对象,在其给定半径 ε 的邻域中包含的对象不能少于某一给定的最小数目 (MinPts),然后对具有密度连接特性的对象进行聚类。在该算法中,发现一个聚类的过程是基于这样的事实：一个聚类能够被其中的任意一个核心对象所确定。假设样本集是 $D=\{x_1, \cdots, x_N\}$，则 DBSCAN 具体的密度描述定义如下：

(1) ε－邻域。对于 $x_j \in D$，其 ε－邻域包含样本集 D 中与 x_j 的距离不大于 ε 的子样本集，即 $N_\varepsilon(x_j)=\{x_i \in D \mid \text{distance}(x_i, x_j) \leqslant \varepsilon\}$，这个子样本集的个数记为 $|N_\varepsilon(x_j)|$。

(2) 核心对象。对于任一样本 $x_j \in D$，如果其 ε－邻域对应的 $N_\varepsilon(x_j)$ 至少包含 MinPts 个样本，即如果 $|N_\varepsilon(x_j)| \geqslant \text{MinPts}$，则 x_j 是核心对象。

(3) 密度直达。如果 x_i 位于 x_j 的 ε－邻域中，且 x_j 是核心对象，则称 x_i 由 x_j 密度直达。注意反之不一定成立，即此时不能说 x_j 由 x_i 密度直达，除非且 x_i 也是核心对象。

(4) 密度可达。对于 x_i 和 x_j，如果存在样本序列 $p_1, p_2, \cdots, p_T$，满足 $p_1=x_i$，$p_T=x_j$，且 p_{T+1} 由 p_T 密度直达，则称 x_j 由 x_i 密度可达。也就是说，密度可达满足传递性。此时序列中的传递样本 $p_1, p_2, \cdots, p_{T-1}$ 均为核心对象，因为只有核心对象才能使其他样本密度直达。密度可达也不满足对称性，这个可以由密度直达的不对称性得出。

(5) 密度相连。对于 x_i 和 x_j，如果存在核心对象样本 x_k，使 x_i 和 x_j 均由 x_k 密度可达，则称 x_i 和 x_j 密度相连。密度相连关系是满足对称性的。

DBSCAN 聚类算法的基本流程：针对样本集 D 设置邻域参数 $(\varepsilon, \text{MinPts})$，初始化核心对象集合 $\Omega=\varnothing$，初始化聚类簇数 $k=0$，初始化未访问样本集合 $\Gamma=D$，簇划分 $C=\varnothing$，对于 $j=1, 2, \cdots, n$，按下面的步骤找出所有的核心对象：①通过距离度量方式，找到样本 x_j 的 ε－邻域子样本集 $N_\varepsilon(x_j)$，②如果子样本集样本个数满足 $|N_\varepsilon(x_j)| \geqslant \text{MinPts}$，将样本 x_j 加入核心对象样本集合 $\Omega=\Omega \cup \{x_j\}$；在核心对象集合 Ω 中，随机选择一个核心对象 o，初始化当前簇核心对象队列 $\Omega_{\text{cur}}=\{o\}$，初始化类别序号 $k=k+1$，初始化当前簇样本集合 $C_k=\{o\}$，更新未访问样本集合 $\Gamma=\Gamma-\{o\}$；当前聚类簇 C_k 生成完毕，更新簇划分 $C=\{C_1, \cdots, C_k\}$，更新核心对象集合 $\Omega=\Omega-C_k$；在当前簇核心对象队列 Ω_{cur} 中取出一个核心对象 o'，通过邻域距离阈值 ε 找出所有的 ε－邻域子样本集 $N_\varepsilon(o')$，令 $\Delta=N_\varepsilon(o') \cap \Gamma$，更新当前簇样本集合 $C_k=C_k \cup \Delta$，更新未访问样本集合 $\Gamma=\Gamma-\Delta$，更新 $\Omega_{\text{cur}}=\Omega_{\text{cur}} \cup$

$[N_{\varepsilon}(o') \cap \Omega]$。

DBSCAN 算法的优点是可以挖掘任意形状的聚类，对数据输入顺序不敏感，并且具有处理异常数据（噪音）的能力。由于它是根据一个密度阈值来控制类的增长，DBSCAN 算法具备增量式动态更新的特点。其缺点是该算法的效率低，时间复杂性为 $O(n\times n)$；在空间索引如 k-d 树的支持下，其复杂性为 $O(n\times \log n)$，需要指出的是，DBSCAN 算法没有考虑建立索引的时间，而建立索引通常需要消耗大量的时间，严重影响网络入侵检测系统的性能。

4.4.1.3 CLIQUE 聚类算法

CLIQUE（clustering In QUEst）聚类算法是采用一个多分辨率的网格数据结构，把对象空间量化为有限数目的单元，形成了一个网格结构。所有的聚类操作都在这个网格结构上进行。其核心思想是：首先扫描所有网格。当发现第一个密集网格时，便以该网格开始扩展，扩展原则是若一个网格与已知密集区域内的网格邻接并且其自身也是密集的，则将该网格加入到该密集区域中，直到不再有这样的网格被发现为止。（密集网格合并）算法再继续扫描网格并重复上述过程，直到所有网格被遍历。以自动地发现最高维的子空间，高密度聚类存在于这些子空间中，并且对元组的输入顺序不敏感，无须假设任何规范的数据分布，它随输入数据的大小线性地扩展，当数据的维数增加时具有良好的可伸缩性。

定义 k 维空间 $S = V_1 \times V_2 \times \cdots \times V_k$ 为有界定义域，其中 V_i 是空间 S 第 i 维（属性、字段），算法的输入是一个 k 维空间中的点集 $\{x_1, \cdots, x_k\}$，其中 $x_i = \{x_i^1, x_i^2, \cdots, x_i^k\}$，$x_i$ 的第 j 个分量 $x_i^j \in V_j$。通过输入一个参数 ε，可以将空间 S 的每一维分成相同的 ε 个区间，从而将整个空间分成有限个不相交的类矩形单元，每一个这样的矩形单元可以描述为 $u_i = \{u_i^1, u_i^2, \cdots, u_i^k\}$，其中 $u_i^j = [l_i^j, h_i^j)$，是一个前闭、后开的区间。一个 x_i 落入区间 u_i 当且仅当对于 $l_i^j \leq x_i^j < h_i^j$。定义一个单元格 u 的选择率 selectivity(u) = 单元格中点的个数 / 数据空间中总的点个数。对应输入参数 τ，称数据单元 u 是密集的，当且仅当 selectivity$(u) > \tau$。聚类可以定义为在 k 维空间中由一些连通的密集单元格组成的连通分支。两个 k 维中的单元格 u_i、u_j 称为连通的当且仅当这两个单元格有一个公共的面，或 u_i、u_j 都跟另一个单元格 u_m 连通。两个单元格 $u_i=\{u_i^1, u_i^2, \cdots, u_i^k\}$，$u_j=\{u_j^1, u_j^2, \cdots, u_j^k\}$ 有一个公共的面则存在一个 $k-1$ 个维度有 $u_i^t=u_j^t$ 成立($t=1, 2, \cdots, k-1$)，并且对于第 k 维有 $h_j^j=l_i^j$ 或者 $h_i^j=l_i^j$ 成立。CLIQUE 聚类步骤如下：

(1) 对 n 维空间进行划分，对每一个维度等量划分，将全空间划分为互不相交的矩形单元，并且识别其中的密集单元。

CLIQUE 采用自底向上的识别方法，利用关于维度的聚类准则的单调性来修剪搜索空间。该算法与用于挖掘关联规则的 Apriori 算法(先天算法)相似。单调性是指如果点集 S 是 k 维空间中的一个聚类，则 S 也是该空间的任何($k-1$)维投影中的聚类的一部分。

首先确定低维空间的数据密集单元，当确定了 $k-1$ 维中所有的密集单元，k 维空间上的可能密集单元就可以确定。因为，当某一单元的数据在 k 维空间中是密集的，那么在任一 $k-1$ 维空间中都是密集的。如果数据在某一 $k-1$ 维空间中不密集，那么数据在 k 维空间中也是不密集。由 $k-1$ 维的密集单元格集合 C_{k-1} 生成 k 维的候选密集单元格集合 C_k，候选集合生成算法 G 如下：

---

insert into C_k

select $u_1[l_1, h_1), u_1[l_2, h_2), \cdots, u_1[l_{k-1}, h_{k-1}), u_2[l_{k-1}, h_{k-1})$

from $D_{k-1}\ u_1,\ D_{k-1}\ u_2$

where $u_1\cdot d_1=u_2\cdot d_1,\ u_1\cdot l_1=u_2\cdot l_1,\ u_1\cdot h_1=u_2\cdot h_1,$

$u_1\cdot d_2=u_2\cdot d_2,\ u_1\cdot l_2=u_2\cdot l_2,\ u_1\cdot h_2=u_2\cdot h_2,$

……

$u_1\cdot d_{k-2}=u_2\cdot d_{k-2},\ u_1\cdot l_{k-2}=u_2\cdot l_{k-2},\ u_1\cdot h_{k-2}=u_2\cdot h_{k-2},$

$u_1\cdot d_{k-1}<u_2\cdot d_{k-1}$

其中，D_{k-1} 是 $k-1$ 维密集单元集，$u_1.\ d_k$ 表示 u_1 单元的第 k 维。算法的缺点在于可能产生大量候选集，并且会频繁使用数据点。虽然这种算法减少了需要验证的密集单元个数，但随着维数的增加，这个数量级依然很大。时间复杂度分析：如果密集单元存在于 k 维中，则 k 维子集中的所有投

影 $O(2^k)$ 个不同的组合也是密集的。因此算法的运行时间是任何密集单元的最高维数的指数。算法G过程产生的候选数量最少，可以保证找到所有密集单元。令 k 是任何密集单位的最高维数，m 是输入点的数量，算法运行时间为 $O(c^k + mk)$，其中 c 是一个常数。

(2)CLIQUE 采用了基于“覆盖”的修剪原则来对子空间进行修剪。利用MDL(Minimum Description Length)原理，对候选集进行剪枝。MDL 基本原理是如果 k 维空间存在一个聚类，那么 k 维空间的所有子空间都应该包含聚类的所有点。所以对 k 维空间的所有子空间从大到小进行排序，然后剪枝，在给定 MDL 模型下对输入数据进行编码，并选择使代码长度最小化的编码。

假设密集子空间为 S_1，S_2，…，S_n，修剪技术首先将位于同一子空间中的密集单元组合在一起，对于每个子空间，它计算数据集中由密集单元覆盖的部分：$x_{S_j} = \sum_{u_i \in S_j} \text{count}(u_i)$。$\text{count}(u_i)$ 表示一个子空间 S_j 中所有稠密单元内数据点的个数。选择具有大覆盖的子空间，并对其余空间进行修剪，理由是如果在 k 维中存在簇，那么对于这些 k 维的每个子空间，在该子空间中存在密集单元(覆盖在原始 k 维中的簇的密集单元的投影)，其至少覆盖簇中的点。按照其覆盖的降序对子空间进行排序，把子空间的排序列表分成两组：选择集 I 和修剪集 P。对于每个集合，计算覆盖分数的平均值，并且对于该集合中的每个子空间，计算与平均值的差值，代码长度是存储的位数的长度之和。如果决定修剪子空间 S_{i+1}，…，S_n，平均值：$u_I(i) = \lceil (\sum_{1 \leqslant j \leqslant i} x_{S_j})/i \rceil$ 和 $u_P(i) = \lceil (\sum_{i+1 \leqslant j \leqslant n} x_{S_j})/(n-i) \rceil$，则 $\log_2[u_I(i)]$ 和 $\log_2[u_P(i)]$ 计算平均值 $u_I(i)$ 和 $u_P(i)$ 的位数，子空间的编码总长度为：

$$\begin{aligned} \text{CL}(i) = & \log_2[u_I(i)] + \sum_{1 \leqslant j \leqslant i} \log_2(|x_{S_j} - u_I(i)|) \\ & + \log_2[u_P(i)] + \sum_{i+1 \leqslant j \leqslant n} \log_2(|x_{S_j} - u_P(i)|) \end{aligned}$$

最小化 CL（i 以确定最佳切割点 i 值，即剪枝点：留下剪枝点左边的，去掉剪枝点右边的)，如图 4-2 所示。

(3) 识别聚类。利用 DFS（Deep First Search）来发现空间中的聚类。即从 D 中一个密集单元 u 开始，按照深度优先遍历的原则，查找连通的集合。图顶点对应于密集单元，并且当且仅当对应的稠密单元具有公共面时，

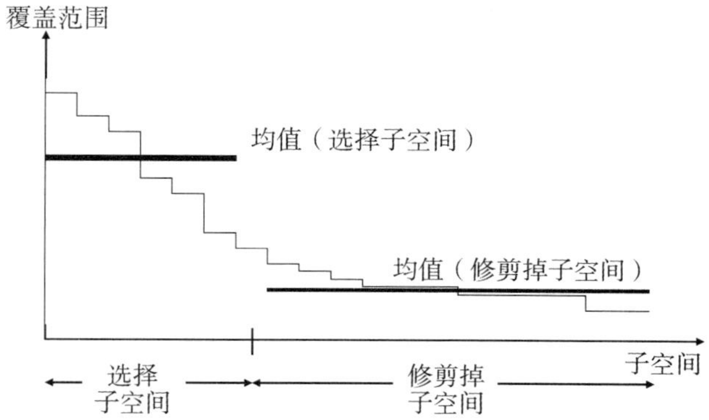

图 4-2 子空间修剪

在两个顶点之间存在边缘。在图的同一连通分量中，对应于顶点的单元是连通的，因为在它们之间有一个具有共同面的单元的路径，因此它们在同一个簇中。另一方面，对应于不同连通分量中的顶点的单元不能连接，因此不能在同一个簇中。使用深度优先搜索算法来找到图的连通分量。从 D 中的某个单元开始，给它分配第一个簇号，并找到它所连接的所有单元。然后，如果 D 中仍然有尚未访问的单元，找到一个并重复该过程。算法描述如下：

输入：初始化单元：$u=\{[l_1, h_1), [l_2, h_2), \cdots, [l_k, h_k)\}$，类数量 n

dfs（u，n）

u. num= n

for（j = 1; j < k; j++）do begin

//检查 u 的第 j 维左近邻

$u^l=\{l_1, h_1), \cdots, [l_j^{\,l}, h_j^{\,l}), \cdots, [l_k, h_k)\}$

if（u^l 是密集单元）and（u^l. num 未定义）

  dfs（u^l; n）

  //检查 u 的第 j 维右近邻

  $u^r=\{[l_1, h_1), \cdots, [l_j^{\,r}, h_j^{\,r}), \cdots, [l_k, h_k)\}$

  if（u^r 是密集单元）and（u^r. num 未定义）

  dfs（u^r; n）

结束

（4）为每个簇生成最小化描述。k 维的区域是一个轴平行的矩形 k 维集合，每个簇需确定覆盖相连的密集单元的最大区域，再确定最小的覆盖区域。最大区域是指区域 R 包含于一个聚类 C，当且仅当 $R\cap C=R$，并且不存在 R 的超集 R 也包含于 C。图 4-3 显示了 2 维空间（age，salary）分为 10×10 的单元格。

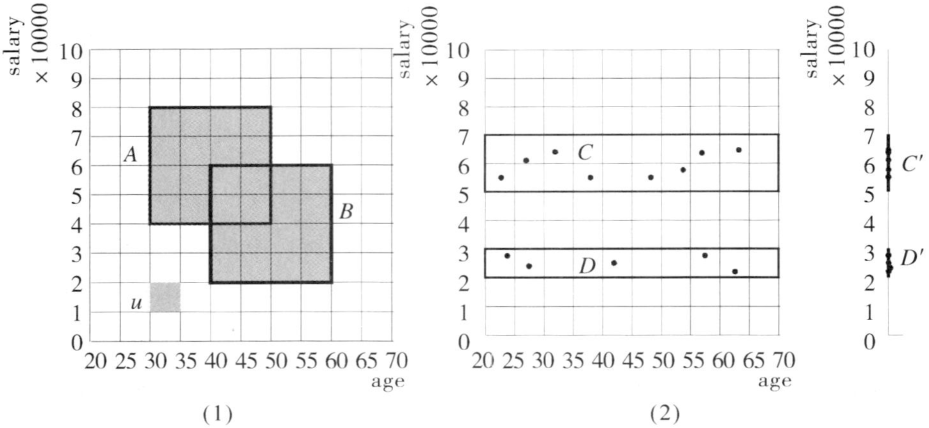

图 4-3 原始数据空间的子空间（投影）中识别簇

图 4-3（1）中 u =（30≤age < 35）∧（1≤salary < 2），A 和 B 是由多个 u 组成的矩形区域。假设阴影单元是密集的，$A\cup B$ 是一个簇，A 是包含在该簇中的最大区域，而 $A\cap B$ 不是最大区域，簇最小化描述：[（30≤age < 50）∧（4≤ salary < 8）] ∨ [（40≤age < 60）∧（2≤salary < 6）]。

图 4-3（2）中假设 τ= 20%，没有 2 维密集单元且原始数据空间中没有簇。但是，如果点数投影在 salary 维度上，则有三个 1 维密集单元。其中两个是连接的，所以在 1 维 salary 子空间中有两个簇：C' = 5≤salary<7，D' = 2≤salary <3。age 子空间中由于没有密集单元则没有类。

利用贪心算法找到覆盖每个子聚类的最大区域覆盖，然后再确定最小覆盖区域是指每一边都与坐标轴平行的类矩形。首先选择一个密集单元，找到包含该密集单元的最大区域，然后再选择该聚类中没有包含在已有最大区域中的密集单元，找到包含密集单元的最大区域，知道所有密集单元都包含在最大区域集中。因为最大区域集中存在重叠的子空间，所以根据最大区域集，来确定最小覆盖。

贪心算法：从任意密集单元 $u_1 \in C$ 开始，贪心地生长覆盖 u_1 的最大区域 R_1。将 R_1 加入到 R 中，然后找另一个 $u_2 \in C$ 还没有被 R 中的任何最大区域覆盖，贪心地生长覆盖 u_2 的最大区域 R_2。重复这个过程，直到 C 中的所有单位被 R 中的某个最大区域覆盖为止。

为了获得覆盖密集单元 u 的最大区域，从 u 开始并沿着维度 d_1，将其生长到单元的左侧和右侧。根据 C 中所包含的连接密集单元在两个方向上尽可能多地覆盖 u，产生结果是矩形区域，然后沿着该区域的维度 d_2 上继续生长这个区域。再次从 C 中取连接的密集单元，以获得可能较大的矩形区域。对于所有的维度重复这个过程，产生一个覆盖 u 的最大区域。

图 4-4 说明了算法原理，密集的单位出现阴影。从密集单元 u 开始，首先沿着水平维度生长，发现矩形 A 由 4 个密集单元组成。然后在垂直维度上扩展 A。当它不能被进一步扩展时，得到最大矩形，在这种情况下，下一步是寻找另一个最大区域，该区域从没有被 B 覆盖的密集单元开始，例如 W。

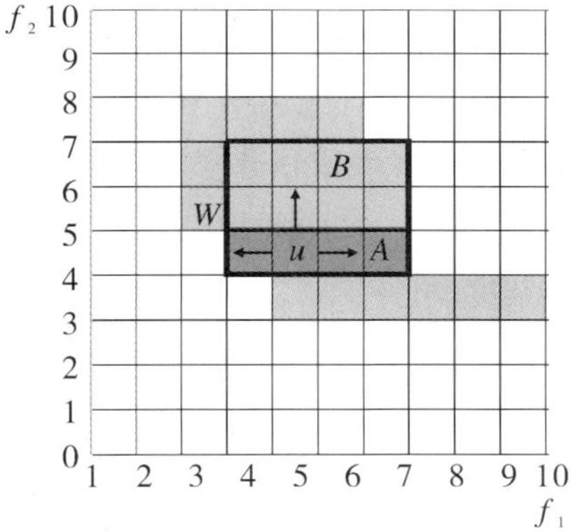

图 4-4　贪心增长算法示意

时间复杂度分析：对于每个最大区域 R，贪心算法必须完成 $O(|R|)$（$|R|$ 是区域 R 中密集单元的数量）数量级的密集单元的访问。设 S 是 R 中的子空间，包含一个具有 n 个密集单元的簇，由两个平行超平面和一个平行于一个维度的圆柱组成。由于超平面不平行于任何 k 维，所以碰到超平面的簇的边界由 $O(n^{(k-1)/k})$ 个凸顶点组成，每个顶点必须被最大区域覆盖。因为每个区域必须到达另一个超平面，则区域的大小也是

$O(n^{(k-1)/k})$。在这种情况下，贪心算法必须执行 $O(n^{(k-1)/k})$ 密集单元访问。

CLIQUE 聚类算法的主要优点是它的处理速度很快，其处理时间独立于数据对象的数目，只与量化空间中每一维的单元数目有关。同时 CLIQUE 聚类算法拥有 DBSCAN 的多个优点，如能挖掘任意形状的聚类、对数据输入顺序不敏感、处理异常数据（噪音）的能力等，同时还具有算法效率高的优点以及可以处理高维的数据等特点。不过它用一个网格内的统计信息来代替该网格内的所有点，会导致聚类质量的下降。

4.4.2 降维算法

AIS 中抗体被定义为检测器，抗原代表输入样本空间中的特征向量，训练成熟的人工免疫检测器被用于对非自体抗原（即采集到的异常样本特征）进行检测与识别，因此，免疫检测器的性能决定了 AIS 检测结果的准确性和有效性，然而高维空间下检测器超球体的覆盖体积将迅速减少，在高维度特征空间下，覆盖同样体积的非自体空间需要的检测器数量将随样本维数的增加呈指数氏增长，同时如上分析自我空间的聚类算法如 CLIQUE 的时间复杂度与样本维数呈指数增长。数据降维有利于有效信息的提取及无用信息的摈弃，降低计算复杂度。

数据降维主要是通过线性/非线性的方式将原来高维空间变换到一个新的空间。一种是基于从高维空间映射到低维空间的投射方法，其中代表算法就是 PCA、LDA、自编码等，主要目的就是学习或者算出一个矩阵变换 A，用这个矩阵与高维数据相乘得到低维数据。另一种是基于流形学习的方法，流形学习的目的是找到高维空间样本的低维描述，它假设在高维空间中数据会呈现一种有规律的低维流形排列，但是这种规律排列不能直接通过高维空间的欧氏距离来衡量，如果能够有方法将高维空间中流形描述出来，那么在降维的过程中就能够保留这种空间关系。为了解决这个问题，流形学习假设高维空间的局部区域仍然具有欧氏空间的性质，即它们的距离可以通过欧氏距离算出（Isomap），或者某点坐标能够由临近的节点线性组合算出（LLE），从而可以获得高维空间的一种关系。而这种关系能够在低维空间中保留下来，从而基于这种关系表示来进行降维，因此流形学习可以用来压缩数据、可视化、获取有效的距离矩阵等。线性映射方法的代表方法有：PCA、LDA 等，而非线性映射方法的代表方法有：KPAC、t-SNE、ISOMap、LLE、LPP、LE 等。

4.4.2.1 1PCA

主分量分析 PCA（Principal Component Analysis）由卡尔·皮尔逊在 1901 年发明，是一种线性降维方法。高维空间（维数为 D）的某个点 $x_i = (x_1, x_2, \cdots, x_D)$ 通过与矩阵 A 相乘映射到低维空间 M 中的某个点 $y_i = A^T x_i$，其中 A 的大小是 $D \times M$，得到 N 个从 D 维空间映射到 M 维空间的点。PCA 的目标是让映射得到的点 $\{y_i\}$ 尽可能的分开，即 $\{y_i\}$ 的方差尽可能大，方差是 $\{y_i\}$ 协方差矩阵的轨迹：

$$A^* = \operatorname{argmax} tr(S_y) \tag{4-10}$$

其中 $S_y = \frac{1}{N}\sum_{i=1}^{N}(y_i - \frac{1}{N}\sum_{i=1}^{N}x_i)(y_i - \frac{1}{N}\sum_{i=1}^{N}x_i)^T$。设 S_x 是 $\{x_i\}$ 的协方差矩阵，由于 $tr(S_y) = tr(AS_xA^T)$，使用拉格朗日乘数并取导数得到：

$$S_x u_k = \lambda_k u_k \tag{4-11}$$

其中 u_k 是 S_x 特征向量，则：

$$x_i = \sum_{i=1}^{D}(x_i^T u_k) u_k \tag{4-12}$$

取 M 个最大特征值 λ_k 的特征向量 u_k，计算 x_i 的估计值：

$$\tilde{x}_i = \sum_{i=1}^{M}(x_i^T u_k) u_k \tag{4-13}$$

4.4.2.2 LDA

线性判别分析 LDA（Linear Discriminant Analysis）是一种监督学习的降维技术，也就是说它的数据集的每个样本是有类别输出的。LDA 的思想是投影后类内方差最小，类间方差最大。

设数据集有 k 个类，每个类有 N_j 个节点，每个类的均值节点为 u_j，所有节点的均值节点为 u，则计算类间散度矩阵：

$$S_b = \sum_{i=1}^{k} N_j(u_j - u)(u_j - u)^T \tag{4-14}$$

类内散度矩阵：

$$S_w = \sum_{j=1}^{k} S_{wj}, \qquad S_{wj} = \sum_{x \in X_j} (x - u_j)(x - u_j)^{\mathrm{T}} \tag{4-15}$$

其中 X_j 为第 j 类样本的集合。

目标函数：

$$\operatorname{argmax} J(W) = \frac{\prod_{\mathrm{diag}} W^{\mathrm{T}} S_b W}{\prod_{\mathrm{diag}} W^{\mathrm{T}} S_w W} \tag{4-16}$$

其中 $\prod_{\mathrm{diag}} A$ 是 A 的主对角线元素的乘积，W 为 $m \times d$ 的矩阵。投影矩阵 W：计算 $S_w^{-1} S_b$，取最大的 M 个特征值和对应的 M 个特征向量得到投影矩阵 W，于是 $y_i = W^{\mathrm{T}} x_i$。

4.4.2.3 KPCA 和 KECA

在实际应用中，样本特征间往往呈现出较为复杂的非线性关系，在线性子空间中不能很好地表示，核成分分析法 KPCA（Kernel PCA）PCA 推广到非线性降维。

对于线性不可分的数据集，可以将其映射到高维上，再进行划分。假设非线性变换 $\Phi(x)$ 将原始 D 维特征空间变换到 M 高维特征空间（$M \gg D$）。每个数据点 x_i 被投影到新的特征空间中的点 $\Phi(x_i)$ 且均值为 0：

$$\frac{1}{N} \sum_{i=1}^{N} \Phi(x_i) = 0 \tag{4-17}$$

投影特征的协方差矩阵：

$$C = \frac{1}{N} \sum_{i=1}^{N} \Phi(x_i) \Phi(x_i)^{\mathrm{T}} \tag{4-18}$$

C 的特征值和特征向量：

$$C v_k = \lambda_k v_k \tag{4-19}$$

其中 $k = 1, 2, \cdots, N$。由公式（4－18）和（4－19）得：

$$\frac{1}{N} \sum_{i=1}^{N} \Phi(x_i) \{\Phi(x_i)^{\mathrm{T}} v_k\} = \lambda_k v_k \tag{4-20}$$

由定理：空间中任一向量（包括基向量），都可以由空间中的所有样本线性表示，将特征向量 v_k 利用样本集合 $\Phi(x_i)$ 线性表示：

$$v_k = \sum_{i=1}^{N} a_{ki} \Phi(x_i) \tag{4-21}$$

由公式（4-20）和（4-21）得：

$$\frac{1}{N}\sum_{i=1}^{N}\Phi(x_i)\ \Phi(x_i)^{\mathrm{T}}\sum_{j=1}^{N}a_{kj}\Phi(x_j)=\lambda_k\sum_{i=1}^{N}a_{ki}\Phi(x_i) \tag{4-22}$$

定义核函数如下：

$$K(x_i,\ x_j)=\Phi(x_i)^{\mathrm{T}}\Phi(x_j) \tag{4-23}$$

公式(4 - 22) 两边乘以 $\Phi(x_i)^{\mathrm{T}}$ 有：

$$\frac{1}{N}\sum_{i=1}^{N}K(x_l,\ x_i)\sum_{j=1}^{N}a_{kj}K(x_i,\ x_j)=\lambda_k\sum_{i=1}^{N}a_{ki}K(x_l,\ x_i) \tag{4-24}$$

公式(4 - 24) 用矩阵表示：$K^2a_k=\lambda_kN\,Ka_k$，其中 $a_k=[a_{k1},\ a_{k2},\ \cdots,\ a_{kN}]^{\mathrm{T}}$ 可以由下式解得：

$$Ka_k=\lambda_kN\,a_k \tag{4-25}$$

可以计算得到的核主成分如下：

$$y_{\mathrm{k}}(x)=\Phi(x_i)^{\mathrm{T}}v_k=\sum_{i=1}^{N}a_{ki}K(x,\ x_i) \tag{4-26}$$

KPCA 以数据服从正态分布为前提，以特征值大小作为所携带信息量的评价指标，因此，KPCA 所选择的降维投影方向可能并不是对分类信息贡献率最大的投影方向。

核熵成分分析法 KECA（Kernel Entropy Component Analysis）是一种基于信息论的数据降维方法。KECA 在特征空间进行核熵成分分析从而实现数据降维，具有良好的非线性处理能力，由于熵能够反映据所携带的信息量，因此 KECA 并不以保持特征空间中数据的方差最大化（如 KPCA）作为特征选择的目标，而是以在降维后的特征空间中保持原数据的二次瑞利熵坐标轴作为投影方向，维数约减过程中选择前 k 个对瑞利熵贡献最大的特征向量，再将数据映射到这 k 个核主元方向上构成新的数据集。目前 KECA 已广泛应用于数据聚类、分类等模式识别应用中，并取得了良好的效果。核熵成分分析过程如下：

给定样本集 $D=(x_1,\ x_2,\ \cdots,\ x_N)$，$p(x)$ 为样本的概率密度函数，则样本的二阶瑞利熵为：

$$H(p)=-\log\int p^2(x)\,\mathrm{d}x \tag{4-27}$$

令 $V(p)=\int p^2(x)\,\mathrm{d}x$，由于对数函数是单调函数，因此只需估计 $V(p)$ 的

值，进而估计 $H(p)$。采用具有高斯分布帕尔森窗函数对 $p(x)$ 进行估计，$\hat{p}(x)=\frac{1}{N}\sum_{x_t\in D}K(x,\ x_t\mid\sigma)$，利用 $\hat{p}$ 对 $V(p)$ 进行估计得到：

$$\begin{aligned}\hat{V}(\mathrm{p})&=\int\hat{p}^2(x)\,\mathrm{d}x=\int\frac{1}{N}\sum_{x_t\in D}K(x,\ x_t\mid\sigma)\frac{1}{N}\sum_{x_t'\in D}K(x,\ x_{t'}\mid\sigma)\,\mathrm{d}x\\&=\frac{1}{N^2}\sum_{x_t\in D}\sum_{x_t'\in D}\int K(x,\ x_t\mid\sigma)K(x,\ x_{t'}\mid\sigma)\,\mathrm{d}x\\&=\frac{1}{N^2}\sum_{x_t\in D}\sum_{x_t'\in D}K(x_t,\ x_{t'}\mid\sqrt{2}\sigma)=\frac{1}{N^2}1^{\mathrm{T}}K1\end{aligned}\tag{4-28}$$

其中，1 为全为 1 的 $N\times1$ 维向量，K 为 $N\times N$ 的核矩阵，从而转为以核矩阵的形式描述 2 阶瑞利熵。将式（4 - 27）中的核矩阵 K 分解为 $K=EQE^{\mathrm{T}}$，其中 E 是特征向量 $[e_1,\ \cdots,\ e_N]$，Q 是特征值 $\{\lambda_1,\ \cdots,\ \lambda_N\}$，则有：$\hat{V}(p)=\frac{1}{N^2}\sum_{i=1}^{N}(\sqrt{\lambda_i}\,e_i^{\mathrm{T}}1)^2$。

上述几个聚类算法和降维算法各有优缺点。由上节可知检测器集 $M_{S=\varnothing}$ 将模式空间 U 划分为 L 个边长为 $2\varepsilon/\sqrt{n}$ 的 n 维超级立方体 C，每一个 C 代表了一个检测器的覆盖域，也即是对模式空间 U 进行了网格化。在 $S\neq\varnothing$ 的实际环境中，设某一正常模式 $s\in S$ 为 U 中的一个点，如果该点被某一个 C 包含，即 $s\in C$，我们说该 C 对应的检测器 d 识别模式 s，即 identify（d，s），也就是说检测器 d 的识别域与自我空间 S 相交，发生了自身反应，那么该检测器 d 就不是一个有效的检测器。免疫模型在产生新检测器时应避免对其在空间 A 中索引值的选择，这是一个否定选择的过程。

由于正常模式集即训练集 S_{trn} 来自复杂且庞大的审计数据源，不可避免地包含一些噪声数据和异常数据，为了使该否定选择的过程不敏感于这些噪声数据和异常数据，必须设定某一噪声阈值来屏蔽这些干扰，当 S_{trn} 中的样本点落在某一 C 中数目达到某一规定的噪声阈值时，则对应的检测器无效，即认为该 C 是一个自我子空间，否则该 C 对应的检测器是有效的。结合 IAIDM 模型中最小候选检测器集合 M 的特点，本书借鉴基于 KECA 的 CLIQUE 的聚类方法，提出了基于最小候选检测器集的否定选择算法 MBNSA（M-Based Negative Selection Algorithm Based），并对 MNSA 的算法性能如精度、效率以及模糊性和动态更新等诸方面进行了详细的分析，下面的章节给出了具体描述。

4.5 基于最小候选检测器集的否定选择算法

算法 MBNSA 将候选检测器的识别空间内包含自我样本的数量作为判定候选检测器是否有效的标准，并利用已建起的整数索引空间的机制，使有效检测器的产生避免了传统否定选择算法中繁重的迭代过程，有效地解决了传统否定选择算法的效率低下问题。

4.5.1 算法描述

模式空间 $U \subseteq [0.0, 1.0]^n$ 是一个 n 维的单位特征度量空间，其各维方向上的张量或坐标轴长度 $l=1$，将模式空间 U 划分为一簇互不交叠的矩阵空间，即将各维坐标轴等距离划分为 l 个间隔，间隔宽度为 h，设 $h=2\varepsilon/\sqrt{n}$，则各维方向上的间隔总个数 $l=\lceil \frac{1}{h} \rceil$，$U$ 被划分为 $L=l^n$ 个矩阵空间 C，每个 C 代表了一个候选检测器的覆盖域，则 $|M_{S=\varnothing}|=L$。给各维上的间隔依此从 0 到 $l-1$ 进行编号，用 $\{r_1, r_2, \cdots, r_n\}$ 来确定各个 C 在 U 中的位置，其中 $r_i = 0, 2, \cdots, l-1$，记为 C：$\{r_1, r_2, \cdots, r_n\}$。

设训练集 $S_{\text{trn}} = \{s^1, s^2, \cdots, s^M\}$ 是 n 维模式空间 U 中的一个点集，其中点 $s^j = \{v_1^j, v_2^j, \cdots, v_n^j\}$ $(j=1, 2, 3, \cdots, M)$ 代表自我模式，其中 $v_i^j (i = 1, 2, 3, \cdots, n)$ 为点 s^j 在第 i 维的坐标分量。如果一个矩阵空间 C：$\{r_1, r_2, \cdots, r_n\}$ 包含点 s^j，则有 $r_i \times h \leqslant v_i^j < (r_i+1) \times h$，其中 $1 \leqslant i \leqslant n$。所谓的网格密度是指矩阵空间 C 中包含的样本点 s^j 的数目，记为 $m(c)$。

设定一个密度阈值 δ_{low} 来消除噪声数据和异常数据对否定选择结果的影响，则自我集合定义为 $C_{\text{self}} = \{c \mid m(c) \geqslant \delta_{\text{low}}\}$，$C_{\text{self}}$ 对应的检测器集是无效，因此 M 的范围为 $M = \{c \mid m(c) < \delta_{\text{low}}\}$。$M$ 的空间覆盖整个 N，即 $N =$

M，N是未知的。已知自我空间$S=C_{self}$，且$M_{S=\varnothing}=U$，由$N=U-S$，则M确定为：

$$M=M_{S=\varnothing}-C_{self} \tag{4-29}$$

从样本的空间分布来看，各样本点在各个聚类的中心区域呈密集分布，沿各维方向向边界移动时，样本的分布逐渐变得稀疏，也即集合C_{self}中各单元的空间位置是有规律的，在U中形成几个子空间，子空间的边界为$m(c)$等于δ_{low}的c集合。MBNSA首先对集合C_{self}中各元素进行聚类处理以规律化C_{self}的空间位置信息。这里相关的定义。

定义4.13：设c_1、c_2为两个空间单元，c_1与c_2间的距离定义为：

$$\text{dist}(c_1, c_2)=\text{Euclidean-distance}[\text{mean}(c_1), \text{mean}(c_2)],$$

其中mean（c）为空间单元c的几何中心。

给定一个距离阈值τ，则c的邻域可定义为$\text{near}(c)=\{c' \mid c' \in C_{self}, \text{dist}(c', c) \leqslant \tau\}$，在本模型中设$\tau=h=2\varepsilon/\sqrt{n}$。二维平面中，near($c$)的示意图如下。

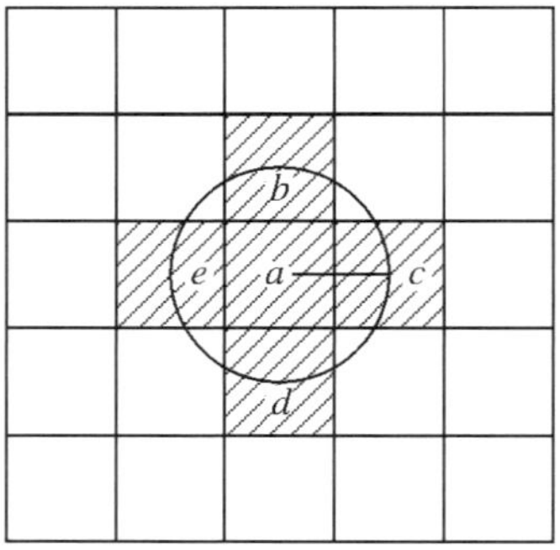

图4－5 空间单元的领域示意图

$\tau=2\varepsilon/\sqrt{2}$，空间单元$a$的领域包括$b$、$c$、$d$、$e$几个单元

定义4.14：给定距离阈值τ和密度阈值δ_{low}，c与c'之间有如下的一些关系：

(1) 若$c' \in \text{near}(c)$且$c', c \in C_{self}$，则称c'是从c出发关于τ直接密度可达(directly density reachable)。

(2) 若存在一个空间链$c_1, c_2, \cdots, c_k \in C_{self}$，且$c_1=c$，$c_k=c'$。若$c_{i+1}$是从$c_i$出发，是关于$\tau$和$\delta_{low}$直接密度可达，则$c'$是从$c$出发，关于$\tau$和$\delta_{low}$密

度可达(density reachable) 。

(3) 若存在c'，c，$c'' \in C_{self}$，若存在c'和c都是从c''出发，关于τ和δ_{low}密度可达，则称c'和c是关于τ和δ_{low}密度相连(density connected)。

(4) 若$c \in C_{self}$，而near(c) = ∅，则称c包含的样本点为孤立点，暂时不属于任何样本类。对于入侵检测系统来说，可能是由于训练集的不完备性造成的，或是较强的噪声区。

定义4.15：关于τ和δ_{low}密度可达和相连的空间单元所形成的所有集合F_1，F_2，…，$F_m \subset C_{self}$，则$F_1 \cup F_2 \cup \cdots \cup F_m$称作一个关于$\tau$和$\delta_{low}$基于密度的簇(density_ based cluster)，$\forall i, j \in \{1, 2, \cdots, m\}$，$F_i \cap F_j = \varnothing$。

下面给出自我空间集合C_{self}的聚类步骤：

步骤1：预处理过程。将训练集S_{trn}中的每一个点映射到各个空间单元中，形成非空的集合$C_{ne} = \{c \mid m(c) > 0\}$，并存储$C_{ne}$中各个空间单元的信息：$m(c)$及$c$：$\{r_1, r_2, \cdots, r_n\}$，可采用k－d树索引结构。

步骤2：聚类过程。给定距离阈值τ和密度阈值δ_τ，基于密度可达和密度连接对C_{ne}中的各个单元进行聚类。在初始情况下，所有的单元皆处于未分类状态，设置聚类条件V：$m(c) \geqslant \delta_{low}$且处于未分类。

(1) 搜索k－d树，选择一个满足条件V的单元c且near(c) ≠ ∅作为某类的聚类起始点。将集合$R = \{c'c' \in \text{near}(c)$，且满足条件$V\}$归于$c$所属的类，并从集合$R$中随机选择某一$c'$作为下一步的搜索出发点，将集合$R' = \{c''\ c'' \in \text{near}(c')$，且满足条件$V\}$归于$c'$所属的类，再选一$c''$为出发点，直至near($c_i$)中没有满足条件$V$的空间单元为止，则形成同一类的空间集合$c_1$，$c_2$，…，$c_k$。

(2) 如果C_{ne}中存在满足条件V的单元c，则转到(1)。

(3) 结束。自我空间集合C_{self}经上述处理，聚为m个类F_1，F_2，…，F_m，有$F_1 \cup F_2 \cup \cdots \cup F_m = C_{self}$。

在4.3节中，利用整数索引空间A，由公式(4－9)从$M_{S=\varnothing}$中十分简便地产生了新的检测器，而不必让系统记忆$M_{S=\varnothing}$中的每一个元素，MBNSA算法同样利用了整数索引空间A来产生新的检测器。将各聚类集合F_1，F_2，…，F_m中各单元的位置信息$\{r_1, r_2, \cdots, r_n\}$映射到整数索引空间$A$：$[0, \lceil l \rceil - 1]^n$中，形成$m$个点集$A_j$($j = 1, \cdots, m$)，$A_j$中各点在空间$A$中连续。由这些点产生的检测器会发生自身反应，需要避免对这些点的选择。通过对点集A_j的分布性质进行分析，可以进一步规律化A中自反应点的空间位置信息，提高 MBNSA 的算法效率。

定义4.16：A_j分布的投影区。某一个点集A_j中的所有点在i维上投影区域的下限和上限分别为Low^i和High^i，则$\prod_{i=1}^{n}[\mathrm{Low}^i, \mathrm{High}^i]$是$A$空间中一个包含该点集所有点的、连续且最小的区域，即有以下条件成立：

（1）对于任意的点$a=(a_1, a_2, \cdots, a_n) \in A_j$，有$a \in \prod_{i=1}^{n}[\mathrm{Low}^i, \mathrm{High}^i]$。

（2）对于任意的点$a=(a_1, a_2, \cdots, a_n) \notin \prod_{i=1}^{n}[\mathrm{Low}^i, \mathrm{High}^i]$，有$x \notin A_j$。

（3）不存在任何超立方体区域$\prod_{i=1}^{n}[\mathrm{Low}_1{}^i, \mathrm{High}_1{}^i] \subset \prod_{i=1}^{n}[\mathrm{Low}^i, \mathrm{High}^i]$能够包含该点集的所有点。

定义$\prod_{i=1}^{n}[\mathrm{Low}^i, \mathrm{High}^i]$为该点集$A_j$的投影区，$\mathrm{Low}^i$和$\mathrm{High}^i$分别为投影区在向量维上的下界和上界。

当模型随机在空间A中选择的一点$a=(a_1, a_2, \cdots, a_n)$，检查该点是不是自反应点，通过定义4.16可以较大地缩小搜索范围，提高 MBNSA 的算法效率。这里应注意到由于A_j的空间分布不规则，它们的投影区可能发生部分重叠的现象。MBNSA 算法的整个过程为：

算法：MBNSA。基于最小候选检测器集的否定选择算法。

输入：训练集为S_{trn}。

输出：有效检测器。

方法：

（1）进行数据降维处理。

（2）对自我空间集合$C_{\mathrm{self}}=\{c \mid N(c) \geq \delta_{\mathrm{low}}\}$进行聚类处理。

（3）将各聚类集合$F_1, F_2, \cdots, F_m$的位置信息映射到整数索引空间A中，形成m个点集$A_j(j=1, \cdots, m)$。

(4) 计算得包络各点集的 m 个超立方体区域 $\prod_{i=1}^{n}[\text{Low}^i, \text{High}^i]_j (j=1, \cdots, m)$。

(5) 模型需要产生新的检测器时，首先随机在整数空间 A 中选择的一点 $a=(a_1, a_2, \cdots, a_n)$。

(6) 检查该点 a 是不是自反应点：

① 如果该点落在某一 $\prod_{i=1}^{n}[\text{Low}^i, \text{High}^i]_j$ 中则进一步检查点 a 是不是属于对应的 A_j，是则转到步骤(6)。

② 如果点 a 落在多个 $\prod_{i=1}^{n}[\text{Low}^i, \text{High}^i]$ 的重叠区内，则需逐一检查点 a 是不是属于这些 A_j，是则转到步骤(6)。

(7) 利用公式(4－9)即可得到新检测器的特征向量。

MBNSA 算法的实现可分为两个阶段：训练期和检测期，在训练期主要是完成自我空间的界定，其时间复杂度为 $O(N_S + |C_{self}| \log |C_{ne}|)$，其中 N_S 表示训练集 S_{trn} 中样本数目，通常地 $|C_{self}|$ 和 $|C_{ne}| \ll N_s$，空间复杂度 $O(|C_{ne}|)$。在检测期主要是完成有效检测器的产生，其时间复杂度的计算与 A_j 的空间分布有关，如果 A_j 的空间分布极不规则，即所有的投影区间存在公共的重叠区域，则最大时间复杂度为 $O(|C_{self}|)$；如果 A_j 的空间分布规则，即所有的投影区间不发生重叠的现象，则最小时间复杂度为 $O[m+\max(|A_1|, |A_2|, \cdots, |A_m|)]$，$m$ 为自我子空间的个数。

MBNSA 算法结合免疫模型检测器 d 的空间覆盖域 C 定义，来网格化模式空间 U，用空间网格内的样本统计信息来代替该网格内的所有点，样本聚类的效率高，并且可以处理高维的数据。MBNSA 只是寻找大于一定密度阈值的集合 C_{self}，其数量远小于 S_{trn} 中的样本总数。因此 MBNSA 与传统免疫模型中复杂繁重的否定选择过程相比，有效检测器的产生效率得到很大的提高。

4.5.2 参数选取与评估

MBNSA 算法参数有两个的参数需要设定：相似度阈值 ε 和密度阈值 δ_{low}，ε 定义了检测器的识别空间区域大小，δ_{low} 是检测器是否有效的阈值。

参数 ε 决定了空间网格的大小，进而影响了 MBNSA 算法的精度，因此 ε 的选取十分重要。ε 越小，网格内的样本统计信息就越接近于该网格内所有点的空间分布，对自我空间划分的质量就越高，最小候选检测器集 M 也就能更精确的覆盖非我空间 N；然而检测器的识别区域也随之变小，即专一性增强，系统需要产生更多的检测器来覆盖非我空间 N，同时也增加了算法的时间复杂度和空间复杂度。反之 ε 越大，检测器集 M 对非我空间 N 的覆盖精确下降，同时专一性的下降不利于统计分析入侵行为的时间特征，然而随着检测器数量减少，算法的时间复杂度和空间复杂度也随之降低，因此需要均衡考虑。

选取合适的 ε 的首要原则是必须保证入侵检测的有效性，即 MBNSA 算法能正确区分自我空间与非我空间。从评估数据集中随机抽出 10 万个事件记录对象作为实验数据集，记为数据集 E，其中正常连接记录 67278 个，入侵记录 32722 个，其中 DOS 类型 11060 个，R2L 类型 8320 个，U2R 类型 6720 个，Probing 类型 6622 个，评估数据集中大约含有 1%的噪声数据。

数据首先进行 KECA 降维处理，将原有的 14 维降到 9 维，极大降低了算法复杂度，9 维的特征度量空间表示了网络连接的 6 个特征属性：①Service IP，②Client IP，③Duration，④Service，④Bytes，⑥Flags。

为了直观地评估不同 ε 值的效果，引入聚类纯洁度 β——聚类中正常行为记录数和异常行为记录数中的最大值与记录总数的比率：

$$\beta=\frac{\max\text{（正常行为记录数，异常行为记录数）}}{\text{（正常行为记录数+异常行为记录数）}} \tag{4-30}$$

实验中采用了 8 种不同的 ε 值进行比较，将 E 中的每一个点映射到模式空间中，得 $C_{ne}=\{c \mid m(c)>0\}$ 的集合大小 $|C_{ne}|$，参数 δ_{low} 是用来屏蔽噪声数据和异常数据对模型的干扰。实验中在 ε 取不同值下，δ_{low} 的设定原则是保证被滤掉的记录数不大于总记录数的 1%，由集合 C_{ne} 经滤噪后，得到集合 $Z=\{c \mid m(c)\geqslant\delta_{low},\ c\in C_{ne}\}$，实验结果见表 4 - 2。

表 4-2 不同 ε 取值下的实验结果

ε	$\|C_{ne}\|$	δ_{low}	$\|Z\|$
0. 001	10214	5	9623
0. 005	5435	10	5032
0. 008	4807	13	4486
0. 01	3646	18	3363
0. 02	3095	22	2831
0. 03	2699	27	2489
0. 04	2199	33	2097
0. 05	1917	35	1849

对集合 Z 进行聚类处理。测试环境为：CPU 为 2. 5GHz，内存为 8G，操作系统为 Windows7，64 位，编程环境为 VS2015。表 4-3 显示了聚类结果，其中$\bar{\beta}$为同一 ε 取值下所有聚类的纯洁度 β 的均值，t 为运算时间（单位为秒），i 为子空间的个数。

表 4-3 不同 ε 取值下的 $\bar{\beta}$ 和 t

ε	$\bar{\beta}$	i	t
0. 001	99. 81%	21	92
0. 005	98. 91%	10	59
0. 008	92. 32%	10	51
0. 01	86. 14%	8	30
0. 02	71. 43%	8	23
0. 03	66. 08%	6	18
0. 04	48. 97%	4	12
0. 05	41. 05%	4	10

表 4-3 中，当 $\varepsilon=0.001$ 时，由于空间网格足够小，接近于该网格内所有点的空间分布，使 MBNSA 算法能够很好地区分自我模式与非我模式，同时正如前面的分析，其时间复杂度和空间复杂度也最高。图 4-6 直观地显

示了 t 与 $\bar{\beta}$ 这两者之间的关系：

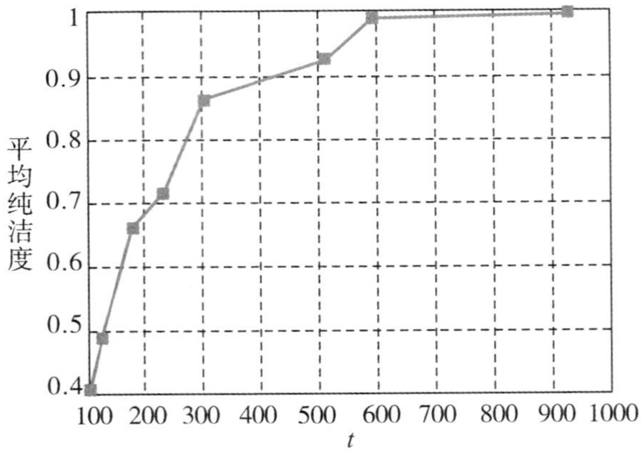

图 4-6　t 与 $\bar{\beta}$ 关系图

相比 ε 为 0.001，ε 为 0.005 时聚类精度略微有所下降(0.9%)，而聚类时间却缩短了约 1/3，因此均衡考虑算法的精度和效率，ε 选取 0.005 比较合适。当 $\varepsilon = 0.005$ 及 $\delta_{low} = 10$ 时，采用 MBNSA 算法对 E 进行处理，共产生 10 个子空间区域，其结果 如表 4-4 所示。

表 4-4　当 $\varepsilon = 0.005$ 及 $\delta_{low} = 10$ 时的聚类结果

子空间	c 数目	正常记录数目	异常记录数目	β
1	971	14568	123	99.14%
2	690	11962	0	100%
3	712	13006	0	100%
4	542	13735	685	94.37%
5	456	8116	0	100%
6	248	4668	0	100%
7	453	485	9655	95.56%
8	332	0	8123	100%
9	320	0	6498	100%
10	206	0	6056	100%

表 4-4 中 10 个子空间共包含 97680 个记录数，约占总记录数的

97.68%，也就是说大约2.32%的数据被滤掉，大于1%的噪声数据，这是由于训练数据集 E 的不完备性造成的，使部分高于 δ_{low} 的 c 的邻域 $near(c)=\varnothing$，在聚类过程中被当作为强噪声区而被滤掉，即 $|Z|=5032$ 而聚类后为4930，有102个 c 被裁减。表4-4中子空间1、4和7含有少量异类数据，这些异类数据处于子空间的边界上，如果提高密度阈值 δ_{low}，即收缩各个子类的空间范围，虽然可以提高各个子空间的纯洁度，但是会有更多的记录数被滤掉，如表4-5所示。当 $\delta_{low}=15$ 时，子空间的纯洁度达到100%。

表4-5　当 $\varepsilon=0.005$ 及 $\delta_{low}=15$ 时的聚类结果

子空间	c 数目	正常记录数目	异常记录数目	β
1	936	13388	0	100%
2	628	10962	0	100%
3	698	12886	0	100%
4	525	13035	0	100%
5	451	7896	0	100%
6	225	4568	0	100%
7	441	0	9251	100%
8	312	0	7930	100%
9	314	0	6243	100%
10	203	0	5906	100%

较高的密度阈值 δ_{low} 造成过多的数据被滤掉（大约7.90%的数据被滤掉），会造成各个子空间的区域划分更加不完整（299个 c 被裁减）。由于IAIDM模型的训练数据集中只包含正常网络行为样本，如果因 δ_{low} 设置不当而使自我空间的界定不完整，引发模型的 e^{+} 上升。

总之，δ_{low} 既是有效检测器和无效检测器之间的分界线，也是自我空间与非我空间之间的分界线。δ_{low} 较小，自我空间的范围扩大，导致 e^{-} 将可能增加，而 e^{+} 将可能减小，反之亦然。因此需要根据网络环境的安全状况，适当的选取密度阈值 δ_{low}。

4.6 面向行为子集的模糊划分策略

实际的网络行为十分复杂，判定其是否异常，没有明确的标准，实际上只是个程度的问题，而现阶段网络入侵检测的免疫模型研究中自我集合和非我集合存在尖锐划分的问题，显然是不适当的。

定义 4.6 给出了自我空间与非我空间的模糊定义，IAIDM 模型的训练数据集中只包含正常网络行为的样本，这里通过对自我空间的模糊划分来实现。网络行为的样本空间分布可能呈任意形状，但在各个子类的中心区域样本呈密集分布，沿各维方向向聚类的边界移动时，样本的空间分布逐渐变得稀疏，当样本稀疏到一定程度时，意味着进入了模糊的边界区域，也就是说样本点所代表的网络行为越来越偏离正常使用模式，是攻击行为的可能性越来越大。IAIDM 模型用空间网格内的样本统计信息来代替该网格内的所有点，这里引入密度等高线的概念通过对不同网格密度的 c 进行区分来体现这种偏离程度。

所谓密度等高线是结合等高线图的思想而提出的，在等高线图中，根据等高线不但可以确定哪些是高山，还可以根据需要找出海拔高于一定高度的山峰。对于网络入侵检测系统来说，不同的密度等高线代表着入侵检测系统的警戒阈值或网络安全的监控等级。在网络的安全环境较好的情况下，密度等高线设得较低，意味着此时的自我空间范围也越大；反之，当网络的安全环境恶劣时，密度等高线将设至在较高的水平，此时的自我空间范围也相应地收缩。密度等高线的二维平面图如图 4-7 所示。

图 4-7 中的 leve 1 和 leve 2 代表了不同密度设定的等高线，且有 leve 1 包含 leve 2，leve 2 包含 leve 3，等等。设 $\delta_i \geq 0$ 为密度阈值，其中 $i=1$，2，…，b为密度等级，且$0 \leq \delta_b < \cdots < \delta_2 < \delta_1 = \delta_{\max}$，其中$\delta_{\max} = \max\ [m\ (c)\ ]$。

密度等高线 leve i 由所有 $m\ (c)$ 等于 δ_i 的 c 组成，即 D (leve i) = $\{c \mid m\ (c)\ = \delta_i\}$。根据 $m\ (c)$ 的不同，将 c 划分为在不同的网络安全监控等级下自我空间的范围，即 $C_{\text{self}}^{i} = \{c \mid m\ (c)\ \geq \delta_i\}$。密度等高线反映着自

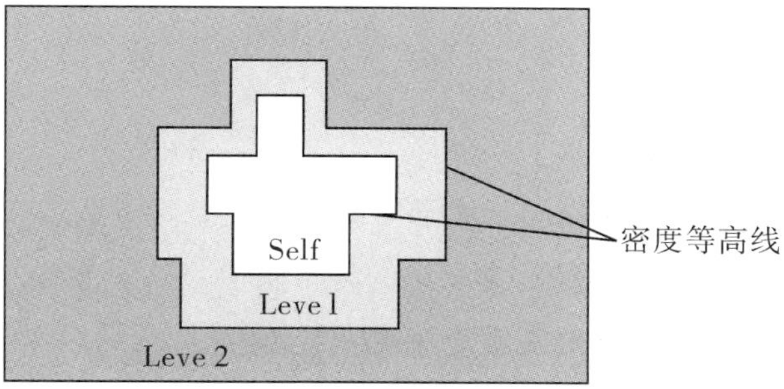

图 4-7 密度等高线示意图

我空间的异常阈值，将异常阈值归一化到间隔［0.0，1.0］中某一个值，记为 u，定义如下：

$$u=\frac{\delta_i}{\delta_{max}} \tag{4-31}$$

其中 $\delta_i\in[0, \delta_{max}]$ 且 $u\in[0.0, 1.0]$。当 $u=1$ 时，IAIDM 将网络安全监控等级调到最高，将绝大部分的网络访问视为不可信任的行为；当 $u=0$ 时，意味着网络安全监控等级被调到最低，自我空间的范围扩展到整个模式空间，即 IAIDM 信任所有进入受控网络的网络访问；u 在 0 和 1 之间，意味着不同程度地限定了正常网络行为的适用范围。根据网络环境的安全状况，适当调整网络的监控等级，可以缓解当前网络安全与网络服务两者之间的矛盾。

公式（4-31）是面向整个自我空间 S 的异常阈值 u 计算方法，而如表 4-4所示，自我空间可能由几个自我子空间组成，代表着不同类的正常网络行为集。由于训练数据集是指在某一个特定的网络环境下的某一时间段内收集的正常网络行为数据，即训练集存在非完备性问题，这也意味着不同类型的网络数据在采集方面存在较严重的不平衡性，导致不同类的正常网络行为集在模式空间中的疏密分布不尽相同。因此某一网络行为的偏离程度衡量只是对应它所属的类而言，而不是针对整个自我空间，所以这里提出了面向行为子集的异常阈值 u 的计算方式。

设存在 m 个自我子空间 F_1，F_2，…，F_m，有 $S=\bigcup_{i=1}^{m}F_i$，各个网络行为子集中的样本在类中心区域呈密集分布，以 F_j 中密度最大的空间单元为参考点，则面向 F_j 的异常阈值 u_j 的定义如下：

$$u_j=\frac{\delta_i}{\delta_{max}^j} \tag{4-32}$$

其中$\delta_{max}^j=\max[m(c) \mid c\in F_j]$。

同样密度等高线也是面向行为子集的，因此需要重新定义密度等高线，设置$u_j\in[0.0,1.0]$为各行为子集的异常阈值，其中$j=1,2,\cdots,m$子集号，则不同行为子集F_i的密度等高线可定义为：

$$D(\text{leve } i)=\{c \mid m(c)=u_i\times\delta_{max}^i, c\in F_i\} \tag{4-33}$$

综上所述，IAIDM 模型中自我空间的模糊划分是通过对不同自我子空间设置相应的异常阈值u_j来实现的。具体实施方法是在训练期间，模型初始设置一个密度阈值δ_{low}消除噪声数据或异常数据对自我空间界定的影响，对空间集合$C_{self}=\{c \mid m(c)\geq\delta_{low}\}$进行聚类处理，形成$m$个子类空间，则IAIDM 模型对各子类空间的初始异常阈值为$u_i=\delta_{low}/\delta_{max}^j$，其中$i=1,2,3,\cdots,m$。在运行过程中模型根据当前的网络环境的安全状况，通过设定各个子类不同的u_j，可以灵活地调整各个自我子空间的边界，进而产生更为有效的检测器。

下面对面向行为子集的异常阈值的设定方法进行实验验证。利用上节的实验结果，当$\varepsilon=0.005$及$\delta_{low}=10$时，采用 MBNSA 算法对E进行处理，共产生 10 个子空间区域，其中有 6 个是自我子空间，各自我子空间的初始异常阈值u_i如表 4-6 所示。

表 4-6 $\delta_{low}=10$时，初始异常阈值u_i

子空间	max [m (c)]	u_i
1	1262	0.008
2	1431	0.007
3	1071	0.009
4	968	0.010
5	218	0.046
6	145	0.069

表 4-4 中子空间 1 和 4 含有少量异类数据，表 4-5 中当$\delta_{low}=15$时，各

个子空间的纯洁度达到 100%，而大约占总正常记录集 6.75%的数据被滤掉，使自我空间的界定不完整，引发 e^+ 的上升。针对该问题，通过适当的调整各自我子空间的异常阈值 u_i 来进行改善，实验结果如表 4-7 所示。

表 4-7 异常阈值 u_i 经适当的调整后的聚类结果

子空间	c 数目	u_i（δ_i）	正常记录	异常记录	β
1	936	0.012（15）	13388	0	100%
2	738	0.006（8）	12812	0	100%
3	776	0.007（8）	13704	0	100%
4	525	0.015（15）	13035	0	100%
5	456	0.046（10）	8116	0	100%
6	248	0.069（10）	4668	0	100%

表 4-7 中各个子空间的纯洁度达到 100%，大约占总正常记录集 2.31%的数据被滤掉，自我空间的界定趋于完整，有利于降低 e^+。

面向行为子集的入侵检测异常阈值的设定方法实现了自我空间的模糊划分，各个自我子空间范围能够得到更精细的界定，使整个自我空间能更好地反映当前的网络环境的安全状况，进而产生更有效的检测器，在较大程度上提高了模型的有效性。

4.7 训练集的非完备性问题及其更新策略

本节分析训练集的非完备问题对 IAIDM 模型的影响以及更新的策略。对自然免疫系统未说，并非所有自我蛋白都表达于胸腺中，故经过耐受的淋巴细胞可能引发自免疫反应。类比于自然免疫系统，表征正常网络行为的自我模式集是动态变化的，即静态的训练集 E_{trn} 不可能覆盖动态的自我模式集 S，故经过 MBNSA 产生的检测器集可能识别自我模式，从而导致误检错误 e^+，即训练集的非完备问题，需要制定自我空间的动态更新策略。

所谓的静态训练集是指在某一个特定的网络环境下的某一时间段内收

集的正常网络行为的审计数据，因此影响 IAIDM 模型对自我空间和非我空间划分的准确性因素有两个：时间和网络环境。所谓网络环境的影响是指网络结构的变迁、网络服务、行为的方式或习惯的变化等原因造成正常网络行为模式的较大改变；所谓时间的影响是指训练集样本的采集时间不可能是无限的，而是在某一时间段内收集的网络数据，不可能涵盖所有的正常网络行为模式。因此针对训练集非完备问题的更新策略能很好地体现入侵检测系统的自适应性和自稳定性。

训练时间的限制是各种入侵检测模型遭遇到的最常见的问题，下面就时间因素而导致的非完备性问题进行深入分析。

4.7.1 非完备性分析

由于免疫模型训练期时间的限制，遗漏了部分自我模式的收集，导致自我空间的描述不完整，这里引入离散随机过程的分析方法来估计 e^+ 发生概率。

训练期间，模型收集的自我模式数据集为 E_{trn}，而检验期间出现的自我模式数据集为 E_{check}。假设所有的自我模式 x 皆由随机过程 X 产生，x 定义为一组随机变量 $\{X_1, X_2, \cdots\}$，同时假设所有随机变量在整个时间段内都服从相同的分布，即：

$$P(X_i=x)=P(X_j=x)=p(x)\ (i, j=1, 2, \cdots) \tag{4-34}$$

在这段时间内同一模式可能出现多次，模型中自我模式是多维的实向量，为了简化统计分析的复杂性，结合 IAIDM 用空间网格内的样本统计信息来代替该网格内所有点，即落在同一空间网格 c 内的样本点具有很高相似度的特性，将落在同一空间网格 c 内的所有自我模式 x 视为是同一模式，记为 c。同样假设所有的 c 由随机过程 Q 产生，c 定义为一组随机变量 $\{Q_1, Q_2, \cdots\}$，且在整个时间段内都服从相同的分布，即：$P(Q_i=c)=P(Q_j=c)=p(c)(i, j=1, 2, \cdots)$，训练集 $E_{\text{trn}}=\cup_{t=1}^{T}Q(t)$，并以网格密度 $m(c)$ 作为 c 出现的频率。因此根据 Q 的输出可以定义一个样本分布 $\tilde{P}(c)$，假设其样本分布近似于实际分布 $\tilde{P}(c)\approx p(c)$。设训练集 E_{trn} 的收集时间为 $t=1$ 到 $t=T$，在训练期收集的唯一的自我模式集为 $E_{\text{trn}}=\{c_1, c_2, \cdots, c_{g(T)}\}$，

其中$g(T)=|E_{trn}|$。设模型的检测期为$t=T+1$到$t=\infty$，即$E_{check}=\cup_{t=1}^{\infty}Q(t)$，其间出现的唯一自我模式集为$E_{check}=\{c_{g(T)+1}, c_{g(T)+2}, \cdots, c_{g(\infty)}\}$，其中$g(\infty)=|E_{check}|+g(T)$。

在最坏的情况下，E_{check}中的所有模式皆未在训练期间出现过，即$c_t \in E_{check}$，但$c_t \notin E_{trn}$，其中$t=g(T)+1, g(T)+2, \cdots, g(\infty)$。给定随机过程$Q$的样本分布$\tilde{P}$，$c_t$第一次出现的概率服从以$\tilde{P}(c_t)$为参数的几何分布，即：

$$P(c_t)=\tilde{p}(c_t)[1-\tilde{p}(c_t)]^T \tag{4-35}$$

那么c_t是一个e^+的概率为：

$$P(c_t=e^+)=\tilde{p}(c_t)[1-\tilde{p}(c_t)]^T \tag{4-36}$$

则检测期内发生e^+的概率为：

$$P(e^+)\approx P(\cup_{t=g(T)+1}^{g(\infty)} c_t=e^+) \tag{4-37}$$

若c_t的产生相互独立，则有：

$$P(e^+)\approx \sum_{t=g(T)+1}^{g(\infty)} P(c_t=e^+)=\sum_{t=g(T)+1}^{g(\infty)} \tilde{p}(c_t)[1-\tilde{p}(c_t)]^T \tag{4-38}$$

用泰勒级数展开式（4-38）得：

$$P(e^+)\approx \sum_{t=g(T)+1}^{g(\infty)} [\tilde{p}(x_t)-(T-1)\tilde{p}(x_t)^2+\frac{(T-1)(T-2)}{2}\tilde{p}(x_t)^3] \tag{4-39}$$

当T足够大时，$T-2\approx T-1\approx T$，有：

$$P(e^+)\approx \sum_{t=g(T)+1}^{g(\infty)} [\tilde{p}(c_t)-T\tilde{p}(c_t)^2+\frac{T^2}{2}\tilde{p}(c_t)^3] \tag{4-40}$$

若随机过程的随机变量都服从相同的分布，且训练集的样本分布近似于其实际分布，在给定训练时间和训练集的情况下，式(4-40)可以用来估计e^+发生概率。

在小节4.5.2中实验数据集E包含67278个正常记录，这里用作训练集E_{trn}，另外从评估数据集中随机取10000个记录用作自我检验集E_{check}。这里暂不考虑噪声或孤立点的问题，将E_{trn}中的每一个点归一化处理后映射到模式空间中，则训练期中唯一的自我模式集变为$E_{trn}=\{c_1, c_2, \cdots, c_{g(T)}\}$，其中$g(T)$为出现频率高于0的$c$数量，即$g(T)=|C_{ne}|$。检测期间，将$E_{check}$

中的每一个点归一化处理后映射到模式空间中，会影响到原有 c 的 $m(c)$ 发生变化，有以下两种情况：

(1) if $m(c) > 0$，$m'(c) > 0$：该自我模式 c 曾出现在 E_{trn} 中；

(2) if $m(c) = 0$，$m'(c) > 0$：该自我模式 c 未出现在 E_{trn} 中。

则 $E_{check} = \{c_{g(T)+1}, c_{g(T)+2}, \cdots, c_{g(\infty)}\}$。

当 $\varepsilon = 0.005$ 时，E_{trn} 和 E_{check} 经过上述转换后，E_{trn} 中共有唯一的模式 3969 个。E_{check} 中共有唯一的模式 1561。比较 E_{trn} 和 E_{check}，E_{check} 中有 73 个模式没有出现在 E_{trn} 中，则唯一自我模式集 E 的总数为 4042，其中最低的发生概率为 $1.294 \times 10^{-5}\{\min[m(c)]/77278, \min[m(c)] = 1\}$，而最高的发生概率为 $0.021\{\max[m(c)]/77278, \max[m(c)] = 1639\}$，有 281 个 c 的出现频度较高 $[m(c) > 89]$，它们包含的样本点数占总样本数的 91.32%，其余 3761 个则占样本总数的 8.68%，图 4-8 给出了样本分布的逻辑图。

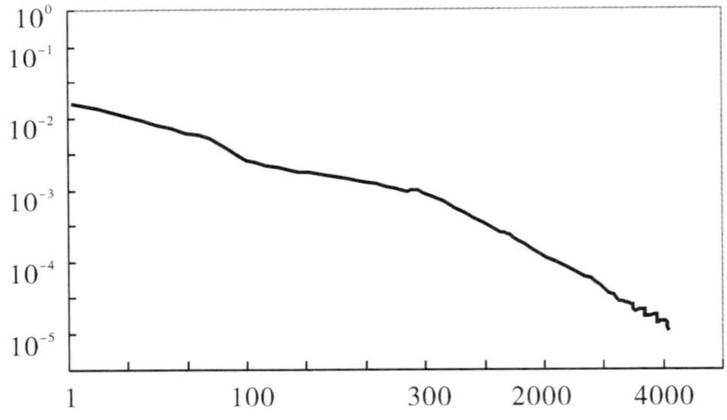

图 4-8 c 样本分布的逻辑图

样本的出现频度经归一化处理来表示样本产生概率

较高频度出现的 c 形成各个子类空间的中心区域，即样本密集分布区，而低频出现的自我模式 c 通常散布在各个中心区域的周围，也就是说训练集的非完备性问题对自我空间的影响主要体现在自我空间的边界上，即低频出现的自我模式才会导致 e^+。所以针对训练集非完备性的问题，实验中只需要分析上述 3761 个出现频度相对较低的 c 发生概率，按出现的频度，将 c 从大到小排序，可以用一个静态的指数过程较精确的描述其分布，即 $p(c_i) = ai^{-b}$ 描述，其中 $a = 16.11$，$b = 1.69$，$i \in [282, 4042]$。用 c 的实际分布

$p(c_i)$ 代入式（4-40），替换 $\tilde{P}(c_t)$。

$$P(e^+) \approx \int_{g(T)}^{g(\infty)} \left(\frac{a}{i^{1.69}} - \frac{Ta^2}{i^{3.38}} + \frac{T^2a^3}{2i^{5.07}} \right) \mathrm{d}i$$

$$\approx \left(-\frac{a}{0.69i^{0.69}} + \frac{Ta^2}{2.38i^{2.38}} - \frac{T^2a^3}{8.14i^{4.07}} \right) \Bigg|_{g(T)}^{g(\infty)}$$

由上可知 $g(T)=3969$，$g(\infty)=3969+1561=5530$，E_{trn} 中有模式 67278 个，即 $T=67278$，则 $P(e^+)\approx 0.0096$。模型检测到所有 E_{check} 中的自我模式，则有 $e^+\approx 0.0096\times 10000\approx 96$，即误检错误为 96 次。$E_{\mathrm{test}}$ 中有 73 个模式没有出现在 E_{trn} 中，式（4-40）估计的误检错误比实际结果要高些。由于模型训练中，训练集 E_{trn} 中少量 c 是孤立点[$\mathrm{near}(c)=\varnothing$ 且 $m(c)\geqslant\delta_{\mathrm{low}}$]或其出现频率小于 δ_{low} 而作为噪声被滤掉，因此实际的 e^+ 发生概率要接近于或高于式（4-40）的估计值。

随着检测周期的延长，出现的自我模式越来越多，发生误检错误的次数也随之增多，使模型的有效性下降，因此有必要对模型的自我空间进行不定期的更新，保持检测器集的有效性。

4.7.2 增量式动态更新算法

由于时间因素而导致自我空间的不完整描述，进而增加 e^+，因此需要动态更新加以修正。由上节的分析可知，新增加的自我模式对自我空间的影响体现在自我空间的边界上，对其主体结构的影响不大，因此更新是各个子类空间的边界拓延。然而针对新增样本的加入，传统的聚类方法需要更新整个样本空间，由于训练集本身的尺寸巨大，其时间开销很大，对于 IDS 是不现实的，因此必须采用增量式动态的更新方式。

结合 MBNSA 算法的特点，本节讨论针对时间因素的更新策略。假设新增自我模式集 E_{new} 映射到模式空间 U 中，引发部分单元空间 c 的密度变化为 $m'(c)$，会出现 4 种不同的情况，相应的更新策略如下：

(1) if $m(c)\geqslant\delta_{\mathrm{low}}$，$m'(c)>\delta_{\mathrm{low}}$：记录密度的变化。

(2) if $m(c)<\delta_{\mathrm{low}}$，$m'(c)\geqslant\delta_{\mathrm{low}}$ 且 $\mathrm{near}(c)\neq\varnothing$：记录密度的变化，将 c 并入相应的自我子空间，*MBNSA* 算法更新检测器集。

(3) if$m(c) < \delta_{low}$，$m'(c) \geqslant \delta_{low}$ 且 near$(c) = \varnothing$：记录密度的变化。

(4) if$m(c) < \delta_{low}$，$m'(c) < \delta_{low}$：记录密度的变化。

可见只有当新增的模式影响到网格密度发生如情况（2）的变化时，MBNSA 算法才会工作，在（3）和（4）的情况下，新增模式被视为噪声或异常数据而被忽视，也就是说只有当曾被遗漏的自我模式在更新期内频繁出现且发生在某一自我子空间的边界上时，才会引发自我空间的更新。

MBNSA 算法的特点，可以从正反两个方面来考虑：其不利的一面是修正 e^+的效果有所下降；其有利的一面是，排除了偶然事件对有效检测器的影响，同时使得入侵者企图诱导训练模型的恶意行为变得更加困难，这体现了 MBNSA 算法的鲁棒性。通过降低密度阈值δ_{low}可以提升修正 e^+的效果不，但如前所述这样会导致 e^-的增加，因此需要均衡考虑。

MBNSA 算法采用网格密度来界定检测器的有效性，实际上已具备了增量式动态更新的特点，即一个空间单元在更新后仍保持其密度属性，将不会对 MBNSA 算法产生任何影响，因此只需考虑那些密度属性发生变化的单元。这里提出了一种基于 MBNSA 的增量式动态更新算法 IMBNSA（Incremental Algorithm of MBNSA）来解决自我空间的不完整问题，下面给出具体的实现。

设原有的训练集为 E_{trn}，新增自我模式集为 E_{new}，则更新后 $E'_{trn} = E_{trn} \cup E_{new}$。让 Δs 表示新的模式插入，一个空间单元 c 中如至少有一个点被插入，即表示该单元被更新，因为插入行为只是影响该单元的密度，所以我们只是关心单元的更新状况而不必考虑单个数据的更新，更新后的密度为 $m'(c)$。

定义密度属性发生变化的单元集合为 $\Delta C_{self} = \{c \mid m'(c) \geqslant \delta_{low}$，且 $c \notin C_{self}\}$，原有的自我集合为 C_{self}，则更新后 $C'_{self} = C_{self} \cup \Delta C_{self}$。*IMBNSA* 算法描述如下：

算法：IMBNSA。基于 MBNSA 的增量式动态更新算法。

输入：新增自我模式集 E_{new}。

输出：删除无效检测器。

方法：

步骤 1：扫描 Δs，用单元的空间位置作为索引，发现更新的单元，寻找密度属性发

生变化的单元 c。

(1) 如果 $c \notin C_{ne}$，一个条新的信息将被创建并存储；

(2) 如果 $c \notin C_{self}$，则把它放入 ΔC_{self}。

步骤 2：如果 $\Delta C_{self} \neq \Phi$，则逐个扫描 ΔC_{self} 中空间单元 c。

如果集合 $R = \{c' \mid c' \in \text{near}(c)$ 且 $c' \in C'_{self}\} = \varnothing$，则 c 为孤立点，暂时不归属于任何类。

如果集合 $R = \{c' \mid c' \in \text{near}(c)$ 且 $c' \in C'_{self}\} \neq \varnothing$：

● 如果 R 中所有 c' 皆处于未分类状态，则创建新类。

● 如果 R 中已分类的 c' 属于同一类，则 c 属于该类。

● 如果 R 中已分类的 c' 属于不同类，则涉及的不同类合并为一类。

步骤 3：将更新信息映射到整数索引空间 A 中，更新点集 $A_j(j = 1, \cdots, m)$ 为 $A_j(j = 1, \cdots, m')$。

步骤 4：MBNSA 算法校验已存在的检测器的合法性，删除发生自反应的无效检测器。

在表 4-7 的基础上，将上节 E_{check} 中 10000 个记录作为新增自我模式集，归一化处理后映射到模式空间中，有 119 个单元的密度属性发生变化即 $|\Delta C_{self}| = 129$，采用算法 IMBNSA 更新各个子空间，更新结果如表 4-8。

表 4-8 各个子空间的更新结果

子空间	c 数目	正常记录数目
1	943	14288
2	758	16364
3	796	13697
4	569	14535
5	468	10124
6	272	6658

自我空间新增 127 个 c，其中 ΔC_{self} 中有 101 个 c 被归入子类空间(其余 18 个 c 为孤立点)，另外 26 个 c 是在未更新前的孤立点而新更新后它们的 $\text{near}(c) \neq \varnothing$ 则被归类，大约占总正常记录集 2.08% 的数据被滤掉。自我空间得到更新，进一步趋于完整。

算法 IMBNSA 增量式地动态更新发生变化的局部样本空间，使入侵检测系统能迅速适应网络环境的变化。而针对网络结构的变迁，网络服务的增减、网络行为的方式或习惯的改变等原因造成正常网络行为模式的剧烈变化，导致最小有效候选检测器集的覆盖域发生较大范围的迁移，则有必要更新整个样本空间。

4.8 本章小结

本章首先给出了描述 IAIDM 模型所需要的一些相关概念与定义，如模式、模式的相似度量、模式空间、自我空间与非我空间之间的模糊定义、漏检错误和误检错误以及检测器的识别域等。

第二部分类比自然免疫系统中先天 B 细胞，提出以最小有效候选检测器集合的概念来确定覆盖整个入侵检测的问题域所需检测器的最低数量，并对其生成算法和初始化方式进行了深入的研究，通过建立整数索引空间的机制，使其产生的时间复杂度与集合大小无关，很好地解决了由于高维特征数据而造成检测器集合尺寸巨大以致无法初始化的问题。

有效检测器集的产生是 IAIDM 模型中重要的一环，它是入侵检测系统有效性的基础。第三部分首先对界定自我空间的方法进行了研究，分析了几个具有代表性的聚类算法如 K-means、DBSCAN 和 CLIQUE 等算法步骤及其优缺点，以及降维算法如 PCA、LDA、KPCA、KECA 等算法步骤及其优缺点。本文结合最小候选检测器集的特点，借鉴基于 KECA 的 CLIQUE 算法，提出了一种基于最小候选检测器集的否定选择算法 MBNSA，详细给出了算法 MBNSA 的相关定义和实施步骤，并分析了算法的时间和空间复杂度。MBNSA 将候选检测器的识别空间内包含自我样本的数量作为判定候选检测器是否有效的标准，使否定选择过程不敏感于噪声数据和异常数据的干扰，利用已建起的整数索引空间的机制，使有效检测器集的产生避免了传统否定选择算法中繁重的迭代过程，极大地降低了模型的训练时间和入侵检测的时间。在实验中对 MBNSA 算法参数的不同选取策略进行了深入的分析和评价。

第四部分讨论了自我空间模糊划分的问题。由于网络安全本身具有模糊性，因此所谓的正常或异常样本实际上只是个程度问题，笔者采用密度等高线对自我空间进行多层次的划分，不同的密度等高线代表着自我空间中不同的区域的异常阈值或网络安全监控等级。密度等高线设得越低，意味着网络的安全环境较好，此时的自我空间范围也越大；反之，当网络的安全环境恶劣时，密度等高线将设置在较高的水平，此时的自我空间范围也相应地收缩。由于训练集的非完备性，使不同类型的网络行为记录在采集方面存在着严重的不平衡性，因此提出了面向行为子集的异常阈值计算方式来实现自我空间的模糊划分，使 IAIDM 能根据网络安全状况，更精细地调整各个自我子空间，解决了传统免疫检测模型中正常空间和异常空间的尖锐划分问题。测试实验证明该方式的有效性。

最后分析了训练集的非完备问题对 IAIDM 模型的影响以更新的策略。由于训练时间的限制是 IDS 遭遇到的最常见的问题，因此笔者对因时间因素而导致训练集非完备性问题进行了深入分析。结合 IAIDM 模型特点，将落在同一空间网格 c 内的所有样本点视为是同一样本，并以网格密度作为该样本出现的频率，引入离散随机过程的分析方法来估计了 e^+ 发生概率，分析结果显示只有低频出现的自我模式才会导致 e^+，即训练集的非完备性问题对 IAIDM 的影响主要体现在自我空间的边界上，并指出随着检测周期的延长，越来越多自我模式的出现，发生误检错误的次数也随之增多，使模型的有效性下降，因此有必要对模型的自我空间进行不定期的更新，保持检测器集的有效性。基于此，提出了增量式批量更新算法 IMBNSA，给出了算法的相关定义和实施步骤，测试实验显示 IMBNSA 能增量式地动态更新发生变化的局部样本空间而不必更新整个样本空间，保证了 IAIDM 能迅速适应网络环境的变化，同时即排除了偶然事件对有效检测器的影响，也使入侵者企图诱导训练模型的恶意行为变得更加困难。

5　检测器的激励响应机制

本章首先论述当前传统免疫模型中检测时间与检测空间之间的矛盾问题，针对该问题研究“静则勿动，变才需求”异常呈现与异常触发机制，以保证入侵检测系统能实现检测的时间加上响应的时间小于攻击的时间。在此基础上将免疫应答及免疫刺激和增殖分化的机制引入免疫检测模型，类比免疫系统中 B 细胞进化阶段和形式，设计检测器的演变阶段和形式，并给出和分析检测器的激活和相互间激励或抑制的算法，实现了检测器动态更新和联想记忆的功能。

5.1　引言

入侵检测虽然是分类正常或异常的简单两类问题。但这两类是非常不均匀的，入侵数据分散在广泛的正常记录的背景噪声中，而正常记录的数据量特别巨大。假设一个计算机网络有几十台工作站、几台服务器，几十个用户，那么每天的审计记录一般约为 10 万个，而典型情况每天能遇到的入侵 1~2 个，影响 10~20 个审计记录，所以入侵与正常数据的比例一般为 $10^{-5}\sim2\times10^{-5}$，为此常常将入侵检测问题说成是在稻草堆中找针的问题。这种问题既对应海量样本的数据集，又需要模式识别算法具有良好的鲁棒性，即算法性能不因与假设模型有小的偏离而受到显著的影响，并且不会因噪声或孤立点的影响而显著恶化。

自然免疫系统面临着与入侵检测类似的问题，比如“自身”与“有害的非自身”也不是线性可分的，区分“自身”与“有害的非自身”也需要采用高维特征，并且“自身”蛋白质的量非常巨大，而少量的“非自身”毫无规律地分布在“自身”蛋白质中。但是自然免疫系统利用不同类型的防御细胞的共同努力，能够高效地、用最短的响应时间、最大限度地利用有限的资源来区分“自身”与“有害的非自身”，保证生物体的存活和正常生理活动的进行。基于自然免疫系统的原理，将抗原显现、免疫应答及免疫刺激和增殖分化等机制引入 IAIDM 模型，使其具备自适应性和自学习能力。

5.2 异常呈现与异常触发机制

本节首先就当前传统免疫模型中检测时间与检测空间之间的矛盾问题加以分析，针对该问题的解决，结合自然免疫系统中抗原显现的机制，研究“静则勿动，变才需求”异常呈现与异常触发机制，以保证入侵检测系统能实现检测的时间加上响应的时间小于攻击的时间。

5.2.1 检测时间与检测空间的矛盾问题

如前所述，人体大约有 10^8 个抗体，有约 10^{16} 种病原体要识别，自然免疫系统采用的方法是动态防护，大约每 10 天淋巴细胞会全部更换一次，即以一定的时间作为代价来换取一定的空间。相应的，在入侵检测系统中，在任一特定时刻检测系统可以不必检测所有可能入侵的检测器集合，因为这样做往往开销太大，会严重影响到系统的性能。因此检测系统在某一时刻只能够检测所有入侵的一个子集的必要的检测器集合，且该检测器集合随时间动态变化，在一段时间内可以完成对所有可能的入侵的检测。这是当前免疫模型和其他入侵检测系统中通常的检测方式，但这种方式存在明显的缺陷。由于整个模式集合的规模巨大，致使某一检测器对随机入侵行为的识别概率极低，加上随着网络的速度越来越快及入侵技术的发展，使得异常现象的停滞时间越来越短，也即入侵检测系统捕获入侵行为的机会越来越小，而入侵检测系统为了保持较高的检测水准，不得不快速地动态地产生大量检测器，致使检测器的数量达到无法管理的地步，资源消耗也随之增大，反而降低了系统的性能。

在通常的情况下，网络在绝大部分时间的运行中处于安全状态，入侵行为很少发生，即绝大部分的记录都是正常的网络行为记录，入侵行为的记录在整个数据集中只占很小的一部分。可以说在上述入侵检测的模式下，系统实际上是在绝大部分的时间中在做大量徒劳无益的工作，即使产生了针对某一潜在攻击模式的检测器，也会因为时间差而被替换掉，这就造成了一定时间并不能换取有效的空间，而是大量无效的空间。

本模型如采用上述的入侵检测模式，同样存在时间与空间的矛盾问题。如表 4-1 中，当取 $n=7$，$\varepsilon=0.08$ 时，检测器的数量为 3.4×10^{8}，类比于自然免疫系统，每 10 天左右将检测器全部更换一次，那么免疫模型必须每秒更换 393 个检测器，假设免疫模型在保持检测器数量为 10000 的情况下，用新产生的检测器不断取代原有检测器，实现检测器的动态更新，则任一个检测器能在系统中存活 1 分钟的概率为 0.086，可以说是转瞬即逝，这还没有考虑模式匹配所需要的时间，因此可以推断依靠这样检测方式的系统其性能是满足不了实际需要的。

推而广之，检测时间与检测空间之间的矛盾，同样是当前所有入侵检测系统必需面临的问题，而且系统越复杂，矛盾就越突出。协调好时间与空间两者的关系，其目标是保证入侵检测系统能做到：检测时间+响应时间<攻击时间，这是评价入侵检测系统性能的一个通用标准，下图的 P2DR 安全模型代表了现代信息安全理论的主流，也是所有入侵检测系统的原型，入侵检测的免疫模型也不例外。

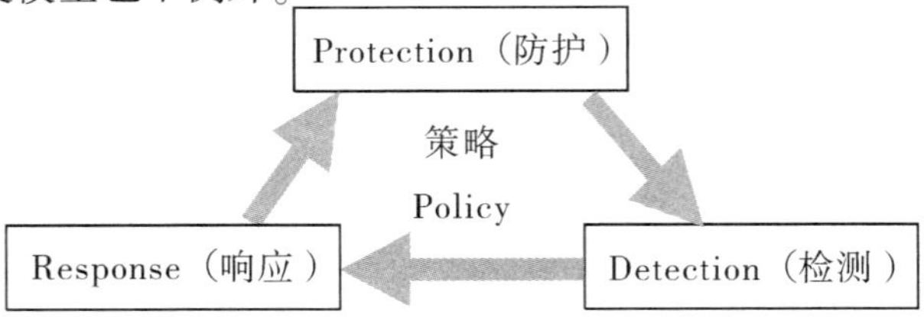

图 5-1　P2DR 安全模型

图 5-1 中的 P2DR 安全模型是基于一种主动防御的思想来保护网络安全可靠，它以 PDR 和 P2DR 安全理论模型为代表，即 Policy（策略）、Protection（防护）、Detection（检测）和 Response（响应）四个环节组成的安全模型，具有动态和基于时间的特性，要求：检测时间+响应时间<攻击时间，这样就表示系统是安全的。

在保持系统规模不变的前提下，这里所谓系统规模是指特征模式集合的尺寸及特征模式的表示方式，免疫模型要解决时间与空间的矛盾问题，方法之一是提高某一检测器对随机入侵行为的识别概率，在本模型中即是提高 ε，使检测器数量减少和专一性下降，虽然能部分缓解时间与空间之间的矛盾，但专一性的下降会使各种不相关的异常事件干扰入侵判断的概率增加，也不利于入侵特征知识的提取，因此提高检测器的识别概率也不是解决问题好方法。

总之，以一定时间作为代价来换取一定空间的检测器产生机制是种“宁全勿缺”的防御思维方式，造成了时间与空间之间的矛盾不可调和。

在自然免疫系统中，有一种称为抗原递呈细胞（Antigen Presenting Cell，APC）的免疫细胞，其主要功能是摄取、加工、处理抗原并将抗原信息递呈给淋巴细胞，即当有异物侵入时，免疫系统通过抗原递呈细胞将病原体的信息呈现出来，等待先天 B 细胞的识别，先天 B 细胞识别抗原后增殖分化为浆细胞所产生的一种蛋白质即抗体，抗体能与抗原特异性地结合，这就是初次免疫应答，其周期较长。由于在初次免疫应答中免疫系统保留了对这些特定病菌抗原的记忆，所以当同样或类似的病原体再次呈现时，免疫系统的响应很快也很强烈即所谓的二次免疫应答。

基于免疫原理，本文研究“静则勿动，变才需求”异常呈现与异常触发机制，所谓“静则勿动”是指当网络处于正常运行时，免疫模型不产生任何初始检测器（类比于先天 B 细胞），只是监视网络行为是否正常；所谓“变才需求”是指如发现异常的网络行为，免疫模型首先呈现异常，然后才由异常的触发而产生对应的初始检测器，如果初始检测器被激活成功，即判定该异常为入侵，并增殖分化为成熟检测器（类比于浆细胞）或记忆检测器（类比于记忆细胞），保留了对入侵特征模式的联想记忆。下面详细介绍该机制的实施。

5.2.2 反向判定规则集的遗传算法 GAND

在 IAIDM 模型中自我模式在模式空间 U 中只占有很小的一部分区域，由定义 4.5 将模式空间的绝大部分区域划为非我空间 N，但实际上在非我空间 N 中每一点不可能都是入侵的特征模式点，也就是说非我模式和自我模式一样不是随机分布在模式空间中任何一处，而是聚集分布在模式空间中的某几个区域内，也只是占据 U 中很小的一部分区域，不同的是非我模式分布的时间和空间未知而已。如前所述，典型的入侵行动会影响 10~20 个审计记录，而这些审计记录即是非我的模式，所谓的异常呈现就是在第一时间内将这些异常的记录呈现出来，并触发初始检测器的产生。

在本模型中采用一个空间网格 c 内的统计信息来代替该网格内的所有点，即一个网络行为模式 $x \in c$，如果 $c \subset N$，则异常；如果 $c \subset S$，则正常；因此鉴别一个网络行为是否异常有两种方式：正向判定 PD（Positive Distinguish）和反向判定 ND（Negative Distinguish）。

PD 是将网络行为模式 x 映射到模式空间 U 中，计算其所属单元空间的信息，即 c：$\{r_1, r_2, \cdots, r_n\}$，将其映射到索引空间 A 中，借鉴 MBNSA 算法的第 7 步，首先检查该点是否落在某一 $\prod_{i=1}^{n}[\mathrm{Low}^i, \mathrm{High}^i]_j$ 中，否则判定为异常；是则进一步检查该点是不是属于该 A_j，是则判定正常，否则判定为异常，PD 的时间复杂度计算见小节 4.5.1，免疫模型为了及时发觉异常行为，需要实时审核监视网络事件，而通常情况下入侵事件只占到整个网络事件的很少一部分，如果自我空间的结构紧凑简单，正向判定不失为一种方便的方法，但网络的环境通常比较复杂，其自我空间的分布较广且复杂，采用正向判定时系统开销较大，无法在第一时间内呈现异常事件。

ND 是首先将非我空间 N 划分为多个大小不等的空间矩阵集合，划分的标准是在不与集合 C_{self} 相交的前提下其覆盖的区域尽可能的大。空间矩阵集合确定后，检验某一网络行为模式是否落在该空间矩阵集合内，是则判定为异常并呈现出来，否则判定为正常。设空间矩阵集合 $B = \{B^1, \cdots, B^m\}$，非我空间 $N = B^1 \cup B^2 \cup \cdots \cup B^m$ 且 $B^i \cap S = \varnothing$，检验的规则为：

$$x_{non\_self},\ R(x)=\begin{cases}1 & \text{if}\ \exists B^j\in B\in,\ \text{有}\ x\in B^j\\ 0 & otherwise\end{cases}$$

其中：$x\in B^j$：$x_1\in[\text{low}_1^i,\ \text{high}_1^i]$ and …and $x_n\in[\text{low}_n^i,\ \text{high}_n^i]$，$(x_1,\ \cdots,\ x_n)$ 是模式 x 在各维坐标轴上的特征分量，$[\text{low}_j^i,\ \text{high}_j^i]\in[0.0,\ 1.0]$ $(j=1,\ 2,\ \cdots n)$ 规定了空间矩阵 B^i 在各维方向上的上边和下边，n 为空间维数。

ND 的时间复杂度为 $O(|B|)$。由公式（4-5）和（4-6）可知，$|C_{self}|$ 对 ε 很敏感，即使 ε 发生较小的变化，$|C_{self}|$ 成指数增长，则 PD 的时间复杂度也会随之成指数增长，而 $|B|$ 只与整个自我空间分布情况有一定的关系如分布的规则性和子空间数等，与 $|C_{self}|$ 无关，即使较大的变化 ε，$|B|$ 只会在一定范围内发生较小的波动，因此有 $O(|B|)\ll O[m+\max(|A_1|,\ |A_2|,\ \cdots,\ |A_m|)]$，另外不必每次都要计算 x 所属单元空间的信息 c：$\{r_1,\ r_2,\ \cdots,\ r_n\}$ 以及空间的转换，所以 ND 的判定速度很快，同时集合 B 还有加速入侵模式被相应检测器识别的功能，我们将在后面具体分析。例如空间维数为 2，空间矩阵 B^i 的划分如图 5-2 所示，B^i 之间可以部分相互覆盖。

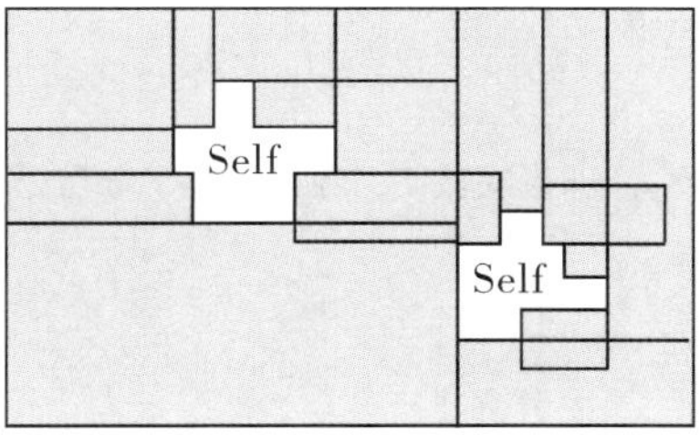

图 5-2　非我空间 N 的矩阵空间划分

Self 表示自我空间，Self 外的空间用矩阵覆盖

由于 Self 是基于网格密度形成的，所以其边界不是任意的形状

这里我们将空间矩阵集合 B 称为反向判断规则集 B，其可以视为通用的、非专门化的检测异常行为的检测器，执行功能类似于免疫系统中的 T 细胞。采用遗传算法来进化空间矩阵集合 B 来覆盖非我空间 N，遗传算法的进化目标是在不与集合 C_{self} 相交的前提下使 B^i 尽可能的覆盖更多的区域。B^i 的划分受到三个因素的约束：①B^i 内包含 $c\in C_{self}$ 的数量；②B^i 覆盖的面积；

③B^i 间的交叠面积。

很明显这是一个多模多目标的优化问题。遗传算法中的每一个个体(染色体)代表 B^i 在各维方向上的上边和下边，染色体的组成为：low_1，…，low_n；$high_1$，…，$high_n$。由前所述，模型将模式空间 U 网格化，并将各个空间单元的位置信息 $\{r_1, r_2, \cdots, r_n\}$ 映射到整数索引空间 A：$[0, \lceil l \rceil - 1]^n$ 中，包括了 C_{self} 中的各单元，即自我点集 A_j($j=1, \cdots, m$)，同样 B 在各维方向上的 low_j^i 和 $high_j^i$ 映射到空间 A，则 low_j 和 $high_j$ 取区间 $[0, \lceil l \rceil - 1]$ 内的整数，约束条件(1) 转为包含点 $a \in A_j$ 的数量。染色体中的各段用固定长度的二进制串表示，通过计算($high_j+1$) $\times h$ 或(low_j+1) $\times h$ 将二进制串转换到区间[0.0，1.0] 中，其中 h 为间隔宽度。我们称集合 B 生成算法为反向判定规则集的遗传算法 GAND(Genetic Algorithm of ND)，具体描述如下：

算法：GANS，反向判定规则集的遗传算法。

输入：遗传算法的输入矢量为 $R=\{a^1, a^2, \cdots, a^m\}$，其中 $a^j=\{a_1^j, a_2^j, \cdots, a_n^j\}$，$a^j \in A_j$。

输出：反向判定规则集 B。

方法：

(1) 初始化变异概率 P_m，进化次数 T，随机产生 f 个初始个体 B。

(2) 循环

for j = 1 to T

for k = 1 to $m/2$

等概率随机选择两个个体 B^i 和 B^j 且 $i \neq j$。

交叉产生一个子代个体 b

b 以 P_m 为概率产生变异，随机地改变染色体串上的某些位并保证染色体的各段不大于 $l-1$。

if Cover(b, B^i) < Cover (b, B^j) and fitness(b) > fitness(B^i)

b 取代 B^i

else if Cover(b, B^i) ≥ Cover (b, B^j) and fitness(b) > fitness(B^j)

b 取代 B^j

end if

end for

end for

(3) 从群体中提取最佳的个体

适应度评价：

$$\text{fitness}_B = V(B^i) - P \times \text{Num}(B^i) \tag{5-1}$$

其中 $V(B^i)$ 为 B^i 的空间体积：$V(B^i)=\prod_{i=n}^{n}(\text{high}_i - \text{low}_i)$，Num ($B^i$) 为 B^i 包含自我点的数量：$\text{Num}(B^i)=\{a^j \in R \mid a^j \in B^i\}$；$P$ 为惩罚系数，P 越大，惩罚力度越大。算法中 Cover(b，B^i) 是用于约束条件3，降低覆盖域的交叠，定义如下：

$$\text{Cover}(b, B^i) = \frac{V(B^i) - V(B^i \cap b)}{V(B^i)} \tag{5-2}$$

在小节4.6.1的实验中，当 $\varepsilon = 0.005$ 及 $\delta_{\text{low}} = 10$ 时，采用 *MBNSA* 算法对 E_1 进行处理，共产生10个子空间区域，如表4－4所示。我们将其中6个自我子空间映射到空间 A 中，形成自我点集 A_j($j=1$，…，6) 作为算法 GAND 的输入，间隔宽度 $h = 2\varepsilon/\sqrt{n}$，有 $l = 316.27$，则 low_j 和 high_j 取区间[0，316]，染色体的长度设为16bit，相关参数设定：$T = 2000$，$f = 200$，$P_m = 0.1$，$P = 1.0$。运行10次，实验结果见表5－1。

表 5-1 算法 GANS 的实验结果

实验次数	$\|B\|$
1	95
2	154
3	110
4	80
5	210
6	98
7	120
8	101

续 表

实验次数	$\|B\|$
9	85
10	110

反向判定规则集 B 的大小平均为 116.3，表 4-4 中子空间 1、4 和 6 的投影空间发生重叠，因此 PS 需要扫描比较的最大样本数为 2867，消耗的时间比 ND 高出约 25 倍，随着 ε 减小，这个比例会非线性扩大。实验评估 PD 和 ND 的判别性能，我们从评估数据集中随机抽出 5000 个事件记录对象，其中正常连接记录 4500 个，入侵记录 500 个，进行 10 次实验并取其平均结果，则 PD 和 ND 的正确判别率 TD（Ture Distinguish）和运行时间 t 结果见表 5-2。

表 5-2　PD 和 ND 的 TD 和 t

判定算法	TD	t
ND	92.5%	5.79s

表 5-2 实验结果表明 PD 虽然效率较低，但其正确判别率 TD 较 ND 的高，这是由于算法 GAND 输出的反向判定规则 集 B 可能未能完全覆盖 N 或与集合 C_{self} 有相交的部 分。均衡考虑两种算法的精度和效率，本模型拟采用反向判定 ND 作为异常呈现算法以适应入侵检测系统实时性的要求。

5.2.3　初始检测器群的形成

异常呈现算法能实时捕获网络中任一异常的事件，使 IAIDM 模型的漏检率最小化，但呈现的单个异常事件并不意味着就是入侵事件，很可能是些噪声数据或偶然的事件，为了避免误报需要进一步的确定。

模式 x 一旦被判定为异常事件，则模型构造了一个异常触发的小邻域，即在其所属空间网格 c 的邻域内产生初始的检测器群 $SN(d_i)$：

$$SN(d_i) = \{d \mid \| d - c_{center} \| \leq r,\ d \in M,\ x \in c\} \tag{5-3}$$

其中 $\|\cdot\|$ 为欧几里得范数。$SN(d_i)$ 是由与 c 中心点的欧氏距离不大于常数 r 的所有初始检测器构成，定义 r 为异常刺激半径。

这里设置的异常触发小邻域机制，是考虑该区域内可能出现更多的异常事件，预先产生初始检测器以便加快检测的速度。

由于初始检测器产生于最小候选检测器集合 M，M 是模拟人体免疫系统中先天 B 细胞的机制，在不与自身发生反应的前提下以最小的交叠代价完全覆盖非我空间而预先定义的有效候选检测器集合。也就是说来自于 M 中的检测器并不能很好地包含当前入侵行为的特征点。对于专一性较强的初始检测器来说是难以在有限的时间内识别到足够数量且相似度较高的异常事件而被激活，这将增加漏检率。通过设置异常触发小邻域的机制使 r-区域内但不在某一初始检测器识别域中的异常事件对其活化概率起激励作用，即使某个时段内发生在 SN（d_i）识别域中的所有异常模式关联起来，即认为是同一攻击行为所引发持续异常事件。

为了确定异常刺激半径 r 的大小，实验中分析了几种典型的网络入侵行为：DOS、R2L、U2R 和 Probing，以 2 秒为时间窗口采集某一次入侵行为的连接记录为实验数据，经归一化处理后映射到模式空间，观察其空间分布范围。每种入侵记录采样 100 次，r 取 ε、2ε 和 3ε 时，SN（d_i）的识别域包纳的连接记录数占总数的平均百分比如表 5-3：

表 5-3 在 r 取不同的值时实验结果

入侵行为	$<\varepsilon$	$<2\varepsilon$	$<3\varepsilon$
DOS	22.5%	46.4%	65.8%
R2L	97.8%	100%	—
U2R	99.1%	100%	—
Probing	62.4%	89.9%	96.6%

表 5-3 显示 DOS 入侵行为的连接记录较其他类在模式空间中的分布要分散些，这是因为在 DOS 入侵行为中部分类型攻击的行为特征是在短时间内，大量数据包流向同一目的主机，淹没和瘫痪正常的网络连接，这些数据包的 Src IP 通常是伪造的，由于此类型攻击中源 IP 地址的随机性使 DOS 在模式空间中的平均分布较散，而 Probing 攻击是指在较短时间内攻击者不断地尝试连接被攻击主机的服务端口，企图发现服务漏洞，其连接记录的特征是具有相同的 Src IP 和 Dst IP 而 Sevice 不同。由于 Sevice 的最大变化范

围通常在［0，1024］内，因此 Probing 在模式空间中的平均分布较 DOS 集中得多，至于 R2L 和 U2R 入侵行为的连续记录之间变化较小，其空间分布比较集中。综合考虑，本模型中设定 r 等于 2ε，即 SN（d_i）中包含的最大的检测器数为 3^n。例如空间维数为 2 时，最多可产生 9 个初始检测器，SN（d_i）如图 5-3 所示。

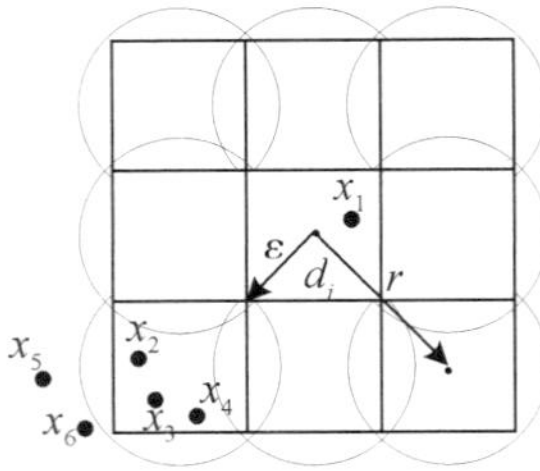

图 5-3　SN（d_i）的二维示意图

模式 x 落在 d_i 的覆盖域 C 中，则以 d_i 为刺激中心，以 r 等为刺激半径形成 SN（d_i）的识别域

d_i 与其周围的 8 个检测器组成初始检测器群 SN（d_i）

图 5 - 3 中显示的 x_1，x_2，x_3，x_4，x_5 和 x_6 是一组异常事件序列，由定义 4.3 可知异常事件序列（x_2，x_3，x_4，x_5，x_6）之间的关联度较高，而模式 x_1 与其他事件的关联度较低。当依次呈现时，IAIDM 模型是以模式 x_1 的空间位置来确定 SN（d_i）的识别中心，后序关联度较高的事件（x_2，x_3，x_4，x_5，x_6）可能会分布在 SN（d_i）识别空间的边界区域如 x_2，x_3 和 x_4，或者因落在识别空间外而产生新的 SN′（d_i）如 x_5 和 x_6。SN（d_i）和 SN′（d_i）之间有较大部分发生重叠，通过模拟先天 B 细胞激活和克隆变异的过程，SN（d_i）和 SN′（d_i）逐渐被更合适的检测器群所替代。

5.3　检测器的活化及激励机制

网络运行过程中时刻会出现各种各样的异常事件，例如噪声数据或偶然事件，零星地散布在模式空间内，因此一次异常事件的出现并不代表系统受到入侵行为的攻击。由于入侵引起的异常模式一般都以临时集束的形式出现，因此只有当异常事件在某一时段较频繁地出现在非我空间中某一区域时，就很有可能发生了入侵。鉴于此，检测器的激活通常有两种方式：基于阈值的激活机制和基于概率的激活机制：

※基于阈值的激活机制。设定一个匹配阈值和匹配计数的衰减速率，如果一个检测器不是频繁检测出异常模式，则其匹配计数会在匹配间歇内衰减至0，不会达到激活阈值。如果检测器在短时间内连续检测到异常模式，则其匹配计数增长速度会超过衰减速率，导致检测器的匹配计数超过激活阈值，从而检测出一个入侵检测事件。

※基于概率的激活机制。设定一个概率函数，检测器在一定的时间窗口内如果识别到一定数量且相似度较高（同时落在一个识别域内）的异常事件时，才会以较高的概率被激活并发出检测到入侵的信号，否则其被激活的概率很低。

基于阈值的激活机制是一种基于时间的频繁检测方式，对于缓慢的攻击行为（如 R2L 和 U2R 类）通常无能为力，而采用基于概率的激活机制使检测器仍有机会被异常事件发生频率较低的攻击行为激活，一旦形成记忆检测器就能有效地识别该类攻击，缺点是可能会增加误报率。本模型为了加强对隐蔽性进攻行为的检测，引入基于概率激活机制来类比免疫系统的亲和力阈值（Affinity Thresholds）机制。

5.3.1 检测器的活化概率函数

定义 5.1：检测器 d 的活化概率。检测器在某一时刻被激活的概率受到两个方面因素的影响：d 识别域内异常事件的直接刺激和 d 邻域内异常事件的间接激励。

$$P(d,\ T_i) = \min[1,\ \alpha \times k(T_i) \times a^3(d,\ T_i)] \tag{5-4}$$

式中：α 为调节系数；$a(d,\ T_i)$ 为 T_i 时刻 d 识别域内的异常事件数量；$k(T_i)$ 为激励函数。

式（5-4）中引入了3次幂函数(非线性函数)，目的是 d 的活化概率将随着其识别域内异常事件数量的增大而非线性地快速趋于1，调节系数 α 和激励

函数 $k(T_i)$ 控制概率曲线的斜率，α 或 $k(T_i)$ 越大斜率越陡，$k(T_i) = 1$ 意味着无激励作用，设 $\alpha = 0.001$ 时，则 $P(d, T_i)$ 如图 5-4 所示。

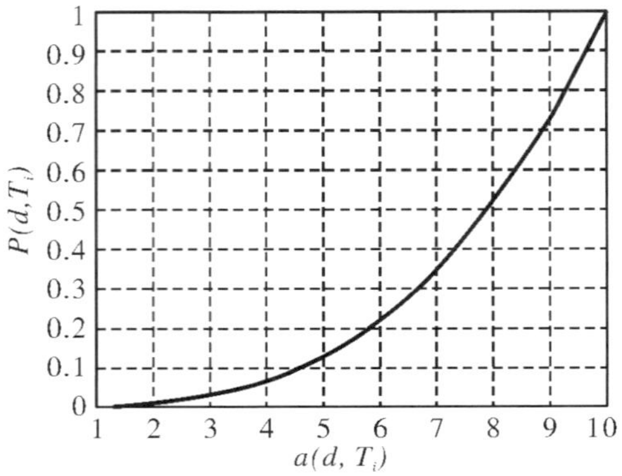

图 5-4　T_i 时刻检测器的活化概率示意图

$k(T_i)=1$，$\alpha=0.001$，且当 $a(d, T_i) \geq 10$ 时，$P(d, T_i)=1$。

入侵行为往往是由某一段时间内的异常事件序列组成，即入侵行为具有时间的关联性，通常以 2 秒为时间窗口对某一网络行为的连接记录进行扫描，可以得到该网络行为基于时间的统计特征，也可以避免因偶然的事件或噪声数据而影响模型的判断。因此在本模型中异常模式一旦被模型呈现出来，被赋予一个生命周期 t_{ab}，设定为 2 秒，同样由此而产生的初始检测器也被赋予一个生命周期 T－I（其中 I 代表初级生命周期，以区别于其他类的检测器）且 $T-I > t_{ab}$，记初始检测器为 d_{T-I}。检测器与异常事件的生命周期如图 5-5 所示。

图 5-5 中 $ab_i(i=1, 2, \cdots)$ 为检测器识别域内的异常事件。当检测期的某一时刻 T_i，系统呈现一个异常模式 ab_i 被某一 d_{T-I} 捕获，即检测器受到最新的一次刺激，式（5－4）中 $a(d, T_i)$ 是统计在 T_i 时刻该 d_{T-I} 识别域内仍存活的异常事件数量。

式（5-4）中 $k(T_i)$ 为激励函数，模型以 $SN(d_i)$ 的识别域为交叉激励的邻域，所谓的激励是指在 T_i 时刻 $SN(d_i)$ 中所有存活异常模式的总数量影响当前受到刺激 d_{T-I} 的被激活概率，也就是说 $SN(d_i)$ 中某一检测器在 T_i 时刻捕获的异常模式可能与域内其他的检测器中仍存活的异常模式存在关联，通过调节 $k(T_i)$ 来实现这种关联的强弱。激励函数定义如下：

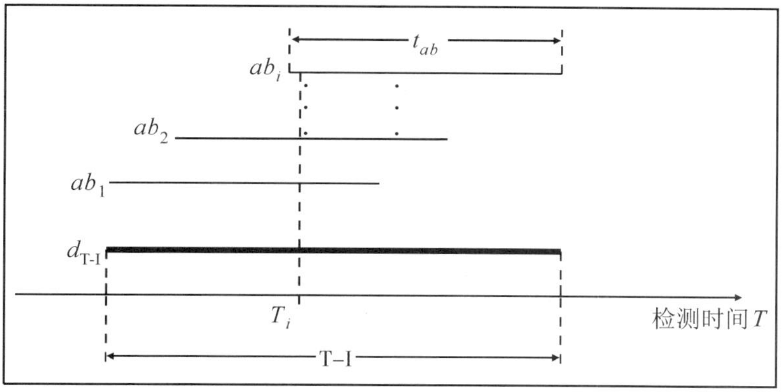

图 5-5 检测器与异常事件的生命周期图

$$k(T_i) = \min\{1 + \beta\log[1 + A(T_i) - a(d, T_i)], 2\} \qquad (5-5)$$

式中：β 为激励系数，调节激励的强度；$A(T_i)$ 是在 T_i 时刻 SN(d_i) 中所有存活异常模式的总数量，随着 $A(T_i) - a(d, T_i)$ 的增加激励强度放缓，便于其他的检测器在也有活化的机会。当 $\beta = 0.768$ 时，$k(T_i)$ 的激励曲线如图 5-6 所示。

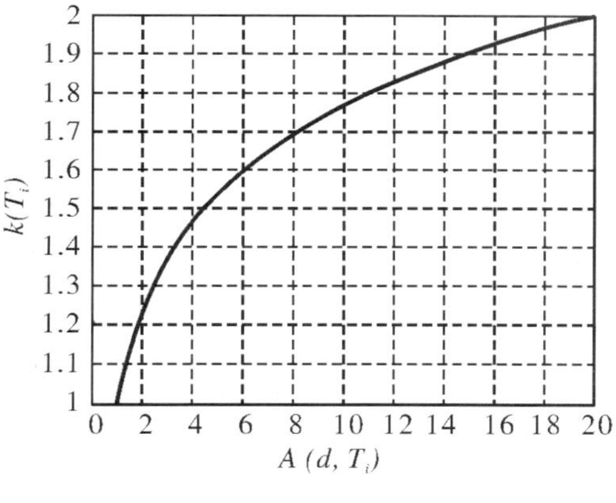

图 5-6 初始检测器群的激励曲线 $k(T_i)$

图 5-6 中，$A(T_i) - a(d, T_i) = 20$ 时，激励强度达到最大，即 $k(T_i) = 2$，则检测器的活化概率也增大，概率曲线的变化如图 5-7 所示。

图 5-7 显示受邻域异常模式激励的检测器，其被激活的机会增加。为了实现上述机制，检测器集 SN(d_i) 需要每一个时间步中维持以下的信息：

(1) SN(d_i)。生命周期减一，当 T - I = 0 时，SN(d_i) 被清除。

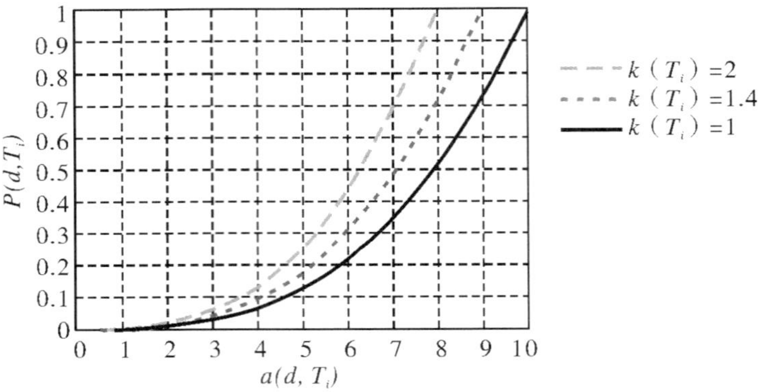

图 5-7 受邻域激励的检测器活化概率变化曲线

(2) ab。生命周期减一，当 $t_{ab}=0$ 时，删除。

(3) $A(T_i)$。统计当前 $SN(d_i)$ 中所有 ab 的数量。

(4) $a(d, T_i)$。统计当前每一个检测器中的 ab 的数量。

5.3.2 检测器的激活与变异

在自然免疫系统中激活的B细胞分裂增殖，形成生发中心，生发中心存活下来的B细胞，或分化成浆细胞，或成为记忆细胞离开生发中心。记忆细胞能够自动提取病菌抗原的签名，当再次检测到相同或相似的病菌抗原时，记忆细胞迅速活化，产生大量抗原特异的Ig，从而发起快速的免疫应答。如第二章所述，记忆细胞是长寿细胞，其二次免疫应答的能力可持续相当长的时间甚至终身。基于此原理，激活成功的检测器增殖变异，转化为成熟检测器（类比于浆细胞）或记忆检测器（类比于记忆细胞）。

某一检测器 $d\in SN(d_i)$ 被激活成功，意味着发现了入侵，向系统报警。同时检测器 d 增殖为 m 个个体，并发生突变。所谓突变是指个体在 $SN(d_i)$ 的空间识别域内随机的移动。在区间范围 $[-r, r]$ 内取随机数 $p_i(i=1, 2, 3, \cdots, n)$，检测器 d 的突变定义如下：

$$d: (x_1, \cdots, x_n) \rightarrow d': (x_1+p_1, \cdots, x_n+p_n) \tag{5-6}$$

选择其中最优的个体即突变后的检测器 d 其识别域覆盖最大数目的异常事件 ab：

$$\mathrm{Chose}(d) = \{d \mid \max[a(d_j, T_i)], ab \in \mathrm{SN}(d_i)\} \tag{5-7}$$

其中$j = 1, 2, \cdots, m$。

被选择的检测器 d_i 不一定属于集合 M，其依概率 γ 转化为记忆检测器（类比于记忆细胞）或成熟检测器（类比于浆细胞），d_i 转化为成熟检测器的概率比成为记忆检测器要大得多。当 d_i 转化为记忆检测器时，记为 $\mathrm{MEM}(d_i)$ 或 d_{mem}，而当 d_i 转化为成熟检测器时，则以 d_i 为中心，以 r 为半径的球形区域，构造一个成熟检测邻域，示意某类入侵行为较集中地出现在该区域，需要重点检测，而原有的 $\mathrm{SN}(d_i)$ 将被清除。经历否定选择后，形成的检测器集，称为成熟检测器集 $\mathrm{MN}(d_i)$：

$$\mathrm{MN}(d_i) = \{d \mid \|d - d_i\| \leq r, d \in M\} \tag{5-8}$$

其中 $\|\cdot\|$ 为欧几里得范数。

通过检测器的激活与变异机制，图 5-3 中的 SN（d_i）和 SN′（d_i）将会被更合适的检测器群 MN（d_i）所替代，如图 5-8 所示。

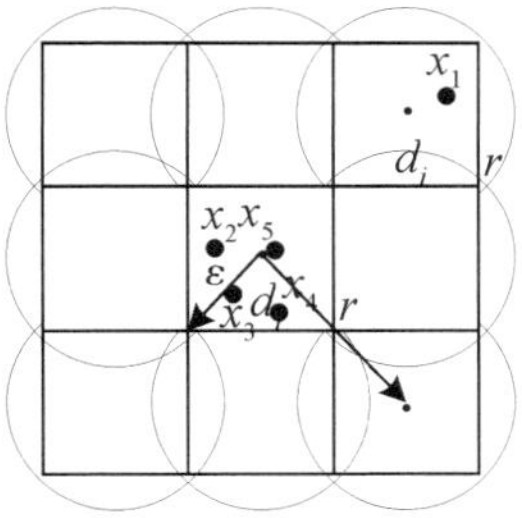

图 5-8　MN（d_i）的二维示意图

图 5-3 和图 5-8 显示了检测器的活化与克隆选择使检测器的识别域逐渐涵盖未知入侵行为的特征空间，同时使 IAIDM 模型初始运行时产生的检测器集规模得到精简，提高了模型入侵检测的有效性和实时性，体现了模型具有自学习和自适应的能力。$\mathrm{MN}(d_i)$、$\mathrm{MEM}(d_i)$ 与 $\mathrm{SN}(d_i)$ 之间在生命周期、激励与响应等方面存在异同：

(1) $\mathrm{MN}(d_i)$ 由一组成熟检测器组成，拥有较长的生命周期即 T－II（其中 II 代表二级生命周期），记成熟检测器为 $d_{\mathrm{T-II}}$，其激活的概率也较 $\mathrm{SN}(d_i)$ 大，体现在调节系数 α 和激励系数 β 较大，例如 $\alpha = 0.002$ 和 $\beta = 0.780$。某一 $d_{\mathrm{T-II}} \in \mathrm{MN}(d_i)$ 被激活，其激活响应机制与 $\mathrm{SN}(d_i)$ 一样，即进行克隆选择

并转化为新的 MN(d_i) 或 MEM(d_i)，而旧的 MN(d_i) 被清除。同样的，当 T − II = 0 时，MN(d_i) 被清除。

(2) MEM(d_i) 为单个检测器，拥有无限的生命周期，除非由于自我空间发生更新，导致其发生自反应才会被清除。MEM(d_i) 一旦捕获异常模式以 1 的概率被激活。

图 5-9 显示了 d_{T-I} 和 d_{T-II} 激活概率的变化范围。

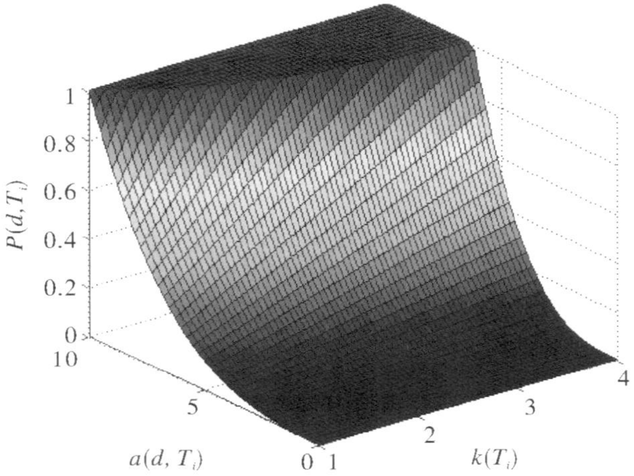

图 5-9　d_{T-I} 和 d_{T-II} 激活概率的变化范围

对于 d_{T-I} 系数 α 取 0.001，对于 d_{T-II} 系数 α 取 0.002，

系数 β = 0.768，$k(T_i)$ 的激励强度在[1，2]之间

如上所述，IAIDM 模型的检测器有三种存在形式：初始检测器 d_{T-I}、成熟检测器 d_{T-II} 和记忆检测器 d_{mem}，并形成三种检测器集：SN(d_i)、MN(d_i) 与 MEM(d_i)。多个检测器集的识别域在模式空间 U 可能会发生相互交叠覆盖，即某一异常事件可能刺激多个检测器集中的多个检测器，发生交叉刺激。为防止因交叉刺激使活化响应发生链式反应，采用优先权机制和率先活化机制，前者对应不同类的检测器集，后者对应同类的检测器集。检测器集 SN(d_i)、MN(d_i) 与 MEM(d_i) 捕获当前异常事件的优先次序：

$$\xleftarrow[\text{低}\qquad\qquad\qquad\qquad\text{高}]{SN(d_i)\ \rightarrow\ MN(d_i)\ \rightarrow\ MEM(d_i)}$$

率先活化机制是指同种类的检测器以同等的优先权限捕获当前异常事件，选择最先被激活成功的检测器集发出活化响应，并屏蔽其他检测器集中的刺激反应。对于记忆检测器来说，由于其捕获到异常模式后是以 1 的概率被激活，当异常事件刺激到多个 d_{mem} 时，我们随机选择其中一个 d_{mem} 发出活化响应，同时剥夺其他的 d_{mem}、d_{T-I} 或 d_{T-II} 响应反应的机会，即模拟免疫系统中当多个细胞对同一抗原起反应时，如有激活状态的记忆细胞，那么其他的 B 细胞是不可能绑定成功的机制。

类比于小节 3.2 中免疫系统的 B 细胞进化阶段和形式，IAIDM 模型中检测器的演变阶段和形式如图 5-10 所示。

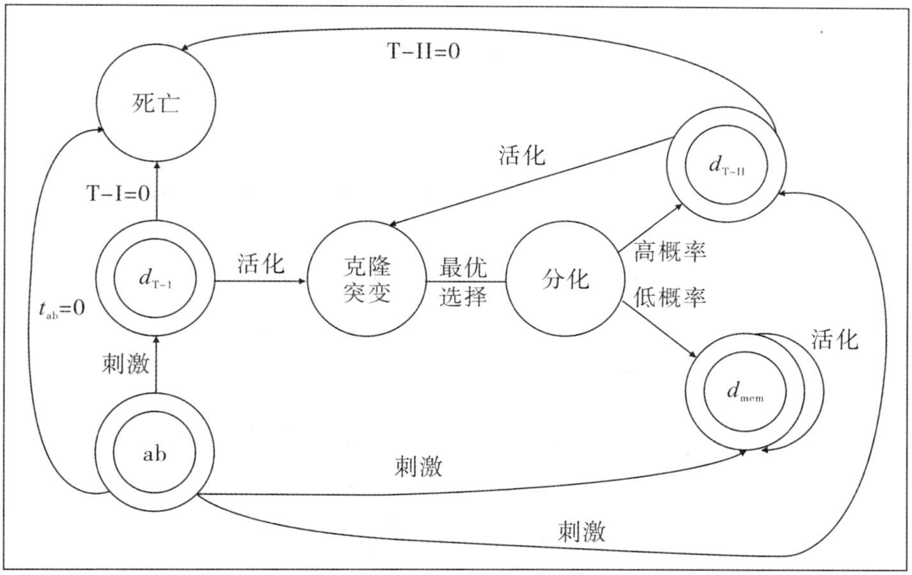

图 5-10　检测器的演变阶段和形式

由检测器的活化及刺激原理可知，在运行初期 IAIDM 模型 中无任何检测器，模型一旦捕获到异常的事件记录，检测模型才产生相应的 SN(d_i)，体现“静则勿动，变才需求” 的灵活检测策略。SN(d_i) 在其生命周期内未被激活则被认为其所识别的异常事件是噪声数据，因此该 SN(d_i) 被消除，如果其中一个检测器 $d \in$ SN(d_i) 被激活成功，表明发现入侵行为并向系统报警，同时活化状态的 d 增殖为多个个体，在 SN(d_i) 的空间识别域内随机的移动，选择其中最优的个体并以较小的概率 γ 转化 MEM(d_i)，否则生成 MN(d_i)，同时原有的 SN(d_i) 被消除。与 SN(d_i) 一样，MN(d_i) 在其生命周期内未被激活则被消除，其激活响应机制与 SN(d_i) 一样，即进行克隆选择并转化为新的 MN(d_i) 或 MEM(d_i)，而旧的 MN(d_i) 被清除。MEM(d_i) 以无限的生命周期驻留在模型中，保留了对入侵特征模式的永久记忆。图 5-11 给出了 IAIDM 模型对异常事件的检测框图。

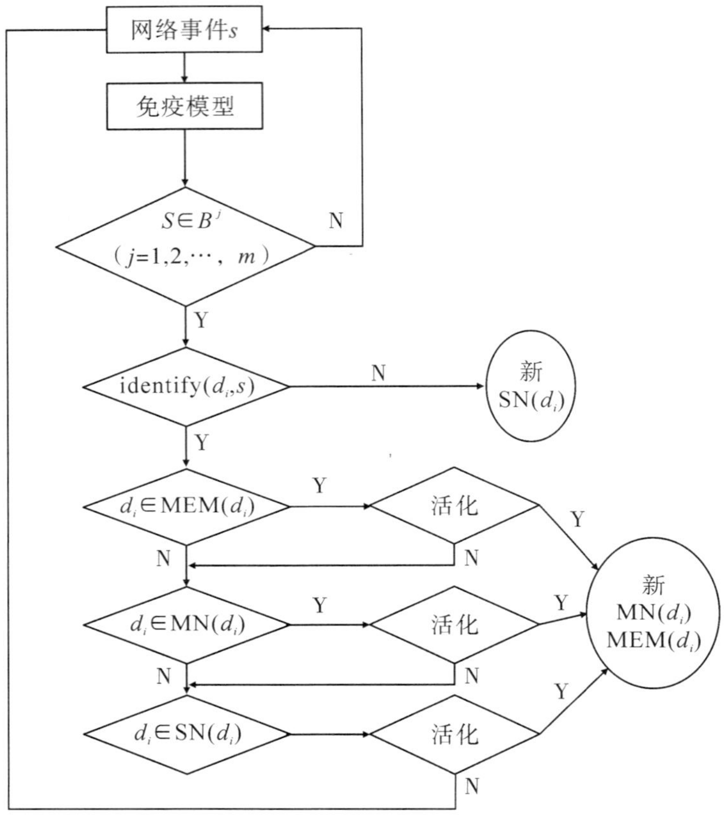

图 5-11　IAIDM 模型的检测顺序框图

图 5-11 的说明：

(1) 判断条件 $s \in B^j (j=1, 2, \cdots, m)$。检验网络行为模式 $s=(s_1, \cdots, s_n)$ 是否落在 B^j，是则判为异常。

(2) 判断条件 identify(d, s)：寻找已经存在的能识别模式 s 的所有检测器 $\{d \mid \text{identify}(d, s)\}$，只需要在 B^j 所覆盖的空间内寻找，也就是说 B^j 维持了其区域内当前所有的检测器群的记录，检查 s 被哪些检测器群的识别域所包含。没有则产生新的检测器群 SN(d_i)。

(3) identify(d, s) 以下的检测框图。依据优先权机制和率先活化机制，计算检测器的激活概率，发出相应的活化响应。

由于采用优先权机制和率先活化机制，当无异常事件被呈现时，IAIDM模型中最终只存在 MEM(d_i)，而其他形式的检测器将逐渐消亡。三种检测器中 SN(d_i) 的活化概率最低，是模拟免疫系统的初次应答机制，用于对未知异常行为的检测，为避免误报采用较低的活化概率以慎重处理。MN(d_i) 或 MEM(d_i) 模拟免疫系统的二次应答机制，MN(d_i) 拥有较长的生命周期和较高的活化概率，而 MEM(d_i) 拥有无限的生命周期和其活化概率为 1，对已知或类似入侵行为的检测率较高。可见，IAIDM 模型中检测器由 SN(d_i) 向 MN(d_i) 和 MEM(d_i) 的进化过程，实际上是IAIDM模型对未知入侵行为的一个自我学习和自我适应的过程，使模型的性能得到逐步的提高。

5.4 参数评估与实验

检测器的活化及激励机制中相关参数的选取影响着IAIDM模型的成熟检测器和记忆检测器的生成速度和数量，以及其识别域涵盖入侵行为特征空间的准确性，即影响着模型的学习速度以及学习结果的有效性，进而影响着模型的性能。各个相关参数之间对模型的影响存在相互制约和激励的关系。

调节参数 α 和激励参数 β 直接影响到检测器的活化概率，α 起主要的调节作用，而 β 起辅助作用。参数 α 越小 d 被激活成功的概率就越小，意味着 d 需要在有限的时间内检测到更多的异常事件才可能活化，降低了系统的误报率，不过也会增加系统的漏报率；而 α 越大 d 被激活成功的概率越大，在同一活化概率下，较少的异常事件就可激活 d，同时系统的误报率上升而漏报率下降，参数 β 具有微调的效果，其对系统的影响同 α 一样。

参数 t_{ab} 表示被呈现的异常事件记录在模式空间中驻留的时间，驻留时间越长，T_i 时刻受到刺激的某一检测器捕获的异常事件就越多，被激活的概率也就越高。而随着时间的延长，这些异常事件之间的相关程度下降，会导致系统的误报率上升；如果驻留时间太短，检测器捕获不到足够数量的异常事件而活化困难，则导致系统的漏报率增加。

参数 T-I 和 T-II 表示检测器在模式空间中驻留的时间即生命周期，生命周期越长，检测器受到异常刺激的机会就越多，进而被激活的概率也就越大，不过较长的生命周期会引发模型中检测器规模的膨胀，带来检测器管理和检测效率上的问题。反之生命周期越短，被激活的概率也随之下降，另外使模型不得不频繁的产生新的检测器群，增加了系统资源的消耗。

参数 γ 影响着模型的记忆检测器的生成速度即收敛速度，如果其设定值较高则模型的收敛速度快，记忆检测器的有效性随之降低；如果其设定值较低则模型的收敛速度慢，虽增强了记忆检测器的有效性，但延缓了模型对已出现过入侵行为的快速响应能力。

IAIDM 模型中检测器激励响应机制的相关参数描述以及缺省值设定如表 5-4 所示。

表 5-4　模型参数及其缺省值

符号	描述	缺省值
r	刺激半径	2ε
α_{T-I}	d_{T-I}活化概率调节系数	0.001
α_{T-II}	d_{T-II}活化概率调节系数	0.002
T-I	d_{T-I}生命周期	10 秒
T-II	d_{T-II}生命周期	30 秒
t_{ab}	ab 生命周期	2 秒
β_{T-I}	d_{T-I}激励调节系数	0.768
β_{T-II}	d_{T-II}激励调节系数	0.780
m	d 克隆的数量	100
γ	转化为 d_{T-II}概率，否则变为 d_{mem}	0.1

实验用于检验模型自学习的过程、学习结果以及检测效果。实验中模型参数的缺省设定如表 5-4 所示，并取小节 5.2.2 中算法 GAND 的某次输出矩阵集 B（$|B|=110$）作为反向判定 ND 的规则集。以 20 分钟为间隔从实验数据集中抽取某段时间的连续异常事件记录，并分为 10 组实验数据集（E_1，…，E_{10}）即每组包含时间间隔为 2 分钟的异常记录，攻击类型涉及

DOS、R2L、U2R 和 Probing。进行 10 次独立的实验，实验中将时隔 2 分钟的事件记录依据其时间戳依次输入模型。图 5-12 显示了 SN（d_i）、MN（d_i）与 MEM（d_i）的数量随着检测时间增长的变化趋势。

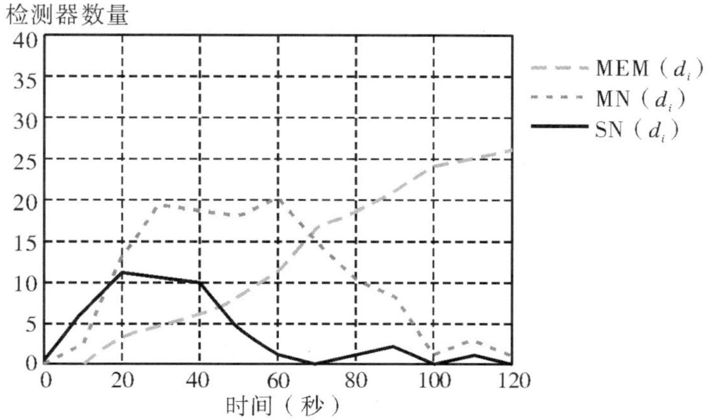

图 5-12　各类检测器数量的变化趋势

图 5 - 12 中显示随着异常事件输入模型，在 0 ~ 10 秒检测时间内 SN(d_i) 的数量开始快速递增，SN(d_i) 的数量在 10 秒(T - I = 10) 后进入较稳定的状态，这是由于新的 SN(d_i) 不断加入，以及旧的 SN(d_i) 由于未被激活则被消除或激活后发生了转化，70 秒后绝大多数的异常事件被 MEM(d_i) 或 MN(d_i) 捕获则新的 SN(d_i) 很少产生。同样 MN(d_i) 在 30 秒(T - II = 30) 后进入较稳定的状态，100 秒后因未被激活或发生转化而消亡。而 MEM(d_i) 随着检测时间的增长而递增，在 120 秒后进入稳定的状态，最后模型中只剩下 MEM(d_i)，实验结果显示模型具有自我调节和自我平衡的特性，有效的控制着检测器的规模。

为了验证 IAIDM 模型对未知入侵行为特征具有自学习和自适应的能力，将实验数据集 E_1，…，E_{10} 依次输入模型，这里引入检测率 D_t 来描述检测的有效性。

定义 5.2：检测率 D_t。系统检测出的入侵行为记录在总入侵行为记录数中所占的比例。

随检测时间的增长，IAIDM 模型检测率 D_t 的变化曲线如图 5-13 所示。

图 5-13 显示了模型对 E_1 的检测率 D_t 最低(44.5%)，而随着实验数据

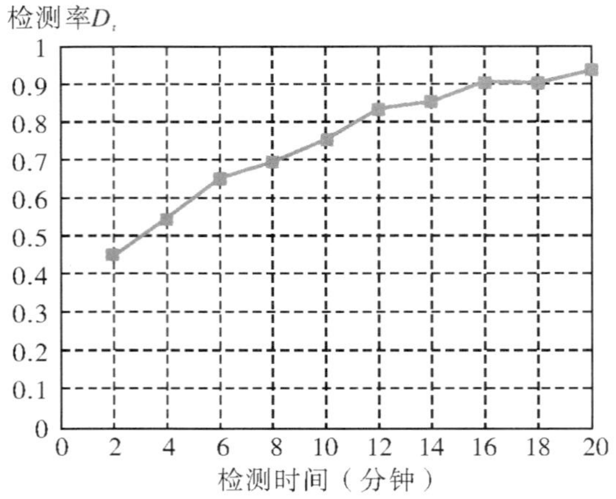

图 5-13 模型检测率 D_t 的平均变化曲线

集的输入，模型区分自我和非我能力逐步得到提高，即检测效果越来越好，模型对 E_{10} 的检测率 D_t 达到93.2%，实验结果表明模型通过对未知入侵行为的不断学习和记忆，能够快速适应曾检测到的入侵模式，当再次检测到相同或相似的入侵模式时，能够以检测误用入侵的方式进行快速有效的入侵检测。

5.5 本章小结

本章首先论述了当前入侵检测系统中检测时间与检测空间之间的矛盾问题，指出了一定的时间并不能换取有效的空间，而是大量无效的空间。针对该问题，我们基于免疫系统中抗原显现的机制提出了“静则勿动，变才需求”异常呈现与异常触发机制，保证了入侵检测系统能实现检测的时间加上响应的时间小于攻击的时间。深入分析了实现异常呈现的两种判定法则（正向判定和反向判定）的判别效率，结果显示反向判定优于正向判定，并提出了反向判定的遗传算法 GAND 来产生反向判断规则集 B，作为通用的、非专门化的检测器，其功能类似于免疫系统中的 T 细胞。给出了算法 GAND 的实现步骤，通过实验结果验证了算法 GAND 的可行性。在此基础上，给出了由异常触发而产生初始检测器的方案，并通过实验确定了异常刺激的半径，使产生的初始检测器呈集群分布，其可以视为免疫系统中B细胞进化阶段和形式。设计了检测器的产生方式、演变阶段和形式，将检测器分为初始检测器、成熟检测器和记忆检测器三种类型，并赋予其不同的生命周期。初始检测器由异常触发而产生，成熟检测器和记忆检测器是由活化后的初始检测器经克隆选择转化而来，该转化过程实际上是IAIDM模型对未知入侵行为的一个自我学习和自我适应的过程，使模型的性能得到逐步的提高。为了防止活化响应发生链式反应，制定了优先权机制和率先活化机制。检测器的响应激励机制实现了检测器动态更新和联想记忆的功能，使得模型检测未知入侵的同时，能够自动形成对已知入侵的快速检测能力，即IAIDM模型具有同时检测异常入侵和误用入侵的能力。

本章最后分析了检测器响应激励机制的相关参数对模型的学习速度以及学习结果有效性的影响，并进行了测试实验。实验结果进一步验证了初始检测器向成熟检测器和记忆检测器转化过程，是IAIDM模型对未知入侵行为特征自学习和自适应的过程，是模型区分自我和非我能力逐步提高的过程。

6　模型性能评价与优化

本章首先描述了IAIDM模型的工作特性，然后从入侵检测系统的有效性以及系统的适应性和柔性检测两个方面对IAIDM模型的性能进行了测试，并比较和分析了测试结果。在此基础上对模型进行了扩展和优化，使其性能得到了进一步的完善。描述了IAIDM在实际网络中的运行情况，主要用于检验模型在没有先验知识的情况下对未知入侵异常检测的能力以及其通过对未知入侵特征模式的学习而自动形成误用检测的能力，该攻击运行结果用于验证IAIDM建模方法的可行性。

6.1　引言

在入侵检测领域内，基本的参与双方就是入侵者（Attacker）和检测者（Detector），网络安全体现为入侵检测系统与潜在攻击者群体的对抗态势。由于检测者不知道入侵者何时何地会发起攻击，不得不持续地检测系统行为是否异常，这种入侵检测的不对称性导致系统计算负荷增加往往是不可避免的。研究如何降低入侵检测系统的资源消耗、提高检测效率是入侵检测领域的核心问题，即所谓自适应检测。入侵检测系统根据所能得到的环境参量分析，确定入侵检测的轻度，并自行选择对策的检测方法，非人为干预的机器决策可能导致一定的误报，但相对系统资源的消耗是可以容忍的。IAIDM模型适应性和柔性保证系统在平时未遭受入侵的情况下，尽可能耗费少的系统资源，而在遭受入侵时，能模拟免疫系统快速增殖B细胞过程，快速有效地检测入侵。

6.2 模型工作特性

IAIDM 模型的工作流程总体分为两个阶段：训练期和检测期。

在训练期，IAIDM 模型收集正常网络数据并进行归一化处理，采用面向行为子集的异常阈值设定方法实现了对自我空间 S 的模糊划分，使各个自我子空间范围能够得到更精细的界定，在此基础上确定最小候选检测器集合 M 和反向判定规则集 B。针对由训练时间限制而导致的训练集非完备性问题，模型不定期地采用增量式动态更新策略对各个自我子空间进行快速的调整，并相应的更新 M 和 B。

在检测期，IAIDM 模型的检测工作可依据模型中存在不同种类数量的检测器分为检测初期、检测成熟期和检测记忆期三个阶段。

在检测初期，模型不产生任何检测器，只是实时监视目标系统，搜集网络数据并利用反向判定规则 ND 评估是否异常，一旦捕获到异常的网络事件，模型才产生相应的初始检测器群，体现“静则勿动，变才需求”的灵活检测策略。初始检测器群在其生命周期内未被激活则被认为其所识别的异常事件是噪声数据而被消除，如果该群中某一检测器被激活成功，表明发现入侵行为并向系统报警，同时活化状态的初始检测器增殖为多个个体，并在群的空间识别域内随机地移动，选择其中最优的个体并以较小的概率转化记忆检测器，否则转化为成熟检测器并以其为核心形成新的群体，同时原初始检测器群被消除。在检测初期，模型初次学习和适应未知入侵行为特征，此时检测效率虽不高，但有利于避免误报警。

在检测成熟期，模型中已经存在部分初始检测器群和成熟检测器群，以及少量的记忆检测器，当模型捕获到异常的网络事件时，首先查看是否存在相应的检测器与之匹配，即所谓误用入侵检测，如果被多个不同的检测器识别则采用优先权机制和率先活化机制进行处理，如果没有则产生新的初始检测器群，即所谓异常入侵检测。在检测成熟期，模型加强学习和适应未知入侵行为特征，检测效率得到逐步提高。

在检测记忆期，模型中存在较多的记忆检测器群和部分成熟检测器群，以及少量的初始检测器，同样当模型捕获到异常的网络事件时，首先查看是否存在相应的检测器与之匹配，然后进行下一步处理。在此阶段，模型对当前网络安全环境的自我学习和自我适应进入了一个暂稳态，检测效率也趋于稳定，当网络安全的环境发生较大变化时如网络行为的方式或习惯变化、网络服务的增减和新的攻击手段的出现，IAIDM 模型当前的暂稳态被打破，则进入新的一轮自学习和自适应的过程，并能转化到另一个暂稳态，体现了 IAIDM 模型的鲁棒性，如图 6-1 所示。

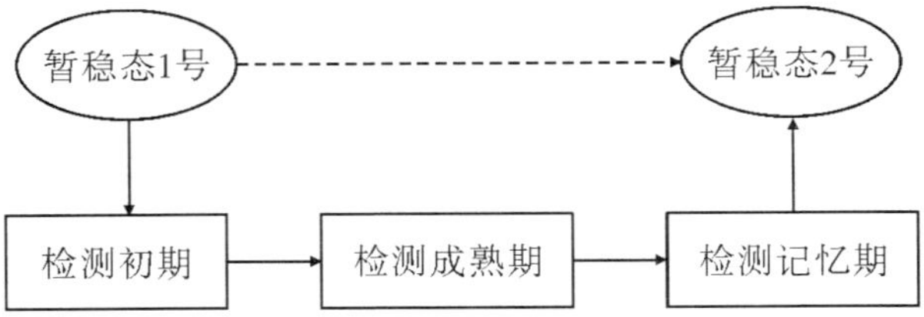

图 6-1　IAIDM 的自学习和自适应过程

6.3　性能指标与参数设定

评估 IAIDM 模型的性能主要是评估其有效性即区分自我和非我的能力，另外验证模型的自适应性和柔性检测功能。如前所述，适应性免疫系统是一个柔性系统，IDS 免疫模型的自适应性和柔性表现在其能根据网络系统面临的攻击情况动态调整对系统资源的利用。

模型有效性的评估，引入两个性能指标来度量：检测率 D_t 和错误检测率 F_t。定义 5.2 给出了检测率 D_t 的描述，下面给出错误检测率 F_t 的定义：

定义 6.1：错误检测率 F_t。被系统错误地检测为入侵行为记录的正常行为记录数在总的找出行为记录数中所占的比例。

D_t 和 F_t 能够很好地度量一个入侵检测系统的性能，因为一个好的入侵检测系统就是需要尽量多地检测出入侵行为记录(D_t)，同时，使得被误检测为入侵行为记录的正常行为记录尽量得少(F_t)。

IAIDM 模型的否定选择过程中有两个参数：相似度阈值 ε 和密度阈值 δ_{low}，ε 和δ_{low} 的设定为 0.005 和 15，详见第四章，而模型的激励响应参数设定如表 5-4。

6.4 性能实验及结果分析

实验之一是评估 IAIDM 模型的检测率与误检率，并将实验结果与 KDD CUP 1999 大赛中各个检测系统和卡里姆等（2017）的文献进行比较和分析。实验之二是模拟在不同的网络安全环境下 IAIDM 模型的自适应性和柔性检测策略，并以霍夫迈尔的经典免疫模型为例进行比较和分析。

6.4.1 模型的检测率与误检率

IAIDM 模 型经学习后进行模式识别，分为训练期和检测期，评估数据集分为训练数据集 E_{trn} 和检测数据集 E_{test}，E_{trn} 从数据集随机抽出 100000 条事件记录组成，E_{test} 则是从所有子集中抽取部分事件记录组成，并将 E_{test} 分为 8 个数据子集，每一部分中包含正常记录部分和攻击记录部分，正常记录部分是从数据集中随机抽出 10000 条记录组成，从其他 4 个数据集合中抽出 200 条记录组成攻击记录(一次攻击行为涉及其中 6~10 条记录)，使每个数据子集中入侵记录个数约占总记录数的 1.67%。E_{test} 中的攻击类型有 DOS、R2L、U2R 和 Probing，表 6-1 给出了攻击手段的列表。

表 6-1 攻击类型统计表

DOS	R2L	U2R	Probing
Back	ftp_ write	Buffer_ overflow	Ipsweep
Land	Guess_ passwd		Nmap
Neptune	Imap		Portsweep
smurf			satan

测试环境为：操作系统为 Windows 7 64 位，编程环境为 VS2015。首先输入 E_{trn}，IAIDM 模型训练后，依次对 8 个 E_{test} 进行检测，其结果如表 6－2 所示。

表 6-2 检测结果表（%）

子集	D_t	F_t	DOS	R2L	U2R	PROBE
1	65.25	0.78	68.21	32.32	29.40	71.50
2	68.82	0.59	75.59	35.41	32.10	75.23
3	67.34	0.94	70.33	40.25	37.33	83.76
4	69.94	0.82	82.11	46.26	40.56	85.40
5	73.41	0.75	77.42	51.40	43.28	88.14
6	77.22	1.02	84.30	55.45	50.40	93.60
7	80.91	0.62	90.20	57.23	47.32	96.24
8	81.61	0.95	94.78	57.32	49.51	91.54

由表 6-2 可以看出，随着数据子集的依次输入，IAIDM 模型的检测效果越来越好（从数据子集 1 的 65.25%的 D_t 到数据子集 9 的 81.61%的 D_t），这体现了 IAIDM 模型的首次和第二次检测响应的特性、交叉激励或抑制反应和联想记忆的功能。IAIDM 模型对 DOS 和 Probing 的检测效果较好，而对 R2L 和 U2R 的检测率相对较低，这是由于 R2L 和 U2R 这两种攻击行为的连接记录之间时隔通常较长，而 t_{ab} 设定为 2 秒使检测器较难识别到足够数量的异常事件而获得较高的激活概率，例如某次攻击行为 imap 的连接记录如下：

06/19/1998 08：16：42 00：00：01 imap 1029 143 202.049.244.010 172.016.114.050 imap

06/19/1998 08：16：45 00：00：01 imap 1029 143 202.049.244.010 172.016.114.050 imap

06/19/1998 08：16：51 00：07：01 imap 1029 143 202.049.244.010 172.016.114.050 imap

……

第一个异常事件发生在 16：42，第二个异常事件发生在 16：45，它们相隔 3 秒，也就是说，当第二个异常事件被模型呈现出来时，与其紧密相关的前一个异常事件却消失了。而 DOS 和 Probing 的异常事件发生频率要高得多，例如某次攻击行为 nmap 的连接记录如下：

06/19/1998 14：18：25 00：00：01 eco/i —— 208. 240. 124. 083 172. 016. 112. 000 nmap

06/19/1998 14：18：25 00：00：01 eco/i —— 208. 240. 124. 083 172. 016. 112. 001 nmap

06/19/1998 14：18：25 00：00：01 eco/i —— 208. 240. 124. 083 172. 016. 112. 002 nmap

06/19/1998 14：18：25 00：00：01 eco/i —— 208. 240. 124. 083 172. 016. 112. 003 nmap

……

nmap 的异常连接记录几乎是同时发生，检测器很容易识别到足够数量的异常事件而获得较高的激活概率。在 KDD CUP1999 大赛中，各个检测系统对 R2L 和 U2R 这两类入侵的检测效果都不好，冠军检测方法对 R2L 和 U2R 的检测率分别为 13. 2%和 8. 4%，这是因为对于像密码猜测等入侵行为可能在很长的一段时间发生，即异常记录发生的间隔时间较长，不像 DOS 等能采用基于时间的事件发生频率来进行检测，当前的 IDS 系统对这类进攻的表现皆不佳。与此相比，IAIDM 模型的检测率较好，由于 IAIDM 模型中检测器的激活方式采用了的概率激活方式而不是阈值机制，概率激活方式使检测器仍有机会被异常发生频率低的攻击行为激活，一旦形成记忆检测器就能有效地识别该类攻击，而阈值机制是纯粹基于时间的频繁检测方式，对于缓慢的攻击行为无能为力。

IAIDM 模型 F_t 比率相对比较稳定，这因为它只是受到自我空间的界定精度影响，平均为 0. 81%。与经典的入侵检测算法 RIPPER 比较，其 D_t 为 76. 3%和 F_t 为 0. 54，在检测率方面 IAIDM 有着更好的性能，而误检率方面 IAIDM 稍逊一点。这是因为算法 MBNSA 虽具有运算效率高、处理高维数据的优点，但其界定自我空间的精度不高，可以通过调整相似度阈值 ε 和面向行为子集的异常阈值 u 来加以改进。

6.4.2 模型的自适应性和柔性检测

适应性免疫系统是一个柔性系统。适应性免疫系统的柔性具有两方面的含义，其一是从资源利用的角度。在通常情况下，免疫系统消耗较少的资源；当机体面临严重感染时，免疫系统利用更多的资源，产生更多的免疫细胞，以发起快速有效的免疫反应。其二是从适应性免疫系统直接控制的资源的角度。当某种病菌对机体造成的危害较大时，免疫系统将裁剪其他免疫反应，将更多的资源用于对付这种病菌。类比于适应性免疫系统，IDS 免疫模型能根据网络系统面临的攻击情况和系统本身的计算负荷，动态调整对系统资源的利用，当网络受到攻击时，IDS 应该利用更多的系统和网络资源，快速有效地检测入侵，以便于系统安全管理员及时采取相应的措施。而在平时未遭受入侵的情况下，IDS 应尽可能耗费少的系统资源，以便于系统本身计算任务的完成。

为了验证模型的自适应性和柔性检测策略，安排了 3 组实验数据 E_1、E_2和 E_3，E_1包含 9600 条正常记录和 400 条随机噪声数据，代表良好网络环境下的连接记录，噪声数据是模拟正常网络行为下的误操作或偶然事件；E_2包含 8000 条正常记录和 2000 条攻击记录，代表严重恶劣网络环境下的连接记录；E_3包含 9600 条正常记录和 400 条攻击记录（其中 100 条为新的攻击记录），代表较差网络环境下的连接记录。实验中 3 组实验数据 E_1、E_2和 E_3在不同的时间段分别输入已训练的 IAIDM 模型如表 6-3 所示。

表 6-3 输入实验数据的时间段

实验数据	起始输入时间
E_1	10：39：10
E_2	11：39：11
E_3	12：39：24

通过观察各类检测器总数量[$SN(d_i)+MN(d_i)+MEM(d_i)$]的变化趋势以及 CPU 和内存的使用率来验证在不同的网络环境下 IAIDM 模型的自适应性和柔性，图 6-2 给出了从时间点 10：39：10 到 13：39：00 这段时间内

检测器数量的变化趋势。

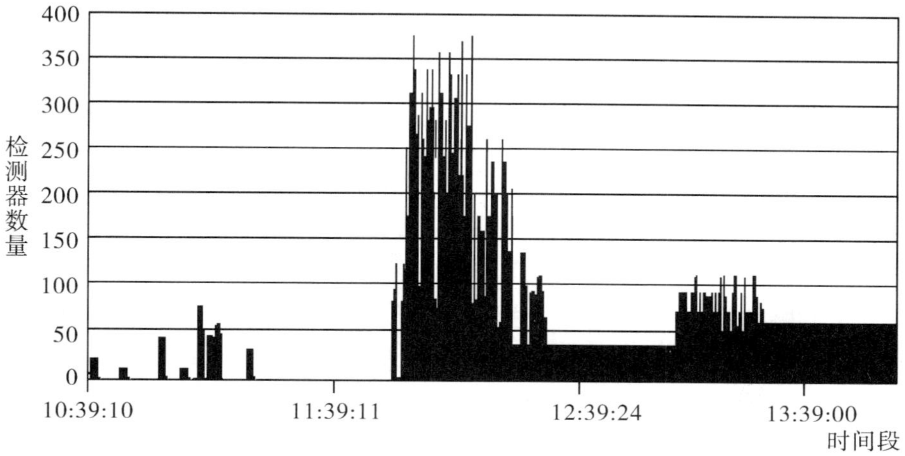

图 6-2 检测器数量的变化趋势

在图 6-2 中，在时间段 10：39：10 和 11：39.11 之间，系统中零星地产生了一些检测器，这是因为落在非我模式空间的部分噪声数据被模型当作异常事件捕获到后，产生了相应的初始检测器群 SN（d_i）。由于噪声数据之间的相似度很小，致使其不可能有机会被刺激进而活化，随着生命周期的结束而消亡，可见 IAIDM 能够避免噪声或孤立点的影响，同时在这个时间段上 CPU 的平均利用率主要在 25%左右，内存的使用率也低，即对系统资源的消耗较少。这是由于在正常的网络环境下模型的主要工作是利用反向判定规则 ND 快速地评估当前的网络数据是否异常。在时间段 11：39：11 和 12：39：24 之间，系统中产生了大量的检测器，同时 CPU 的平均利用率主要在 90%左右，内存的使用率也随之上升。可见当网络环境恶劣时，IAIDM 利用了更多的系统资源用于检测入侵；当网络环境趋于正常时，系统中存留了一些记忆型的检测器。这是 IAIDM 模型对入侵行为学习的结果。在时间段 12：39：24 和 13：39：00 之间，系统中检测器的数量在原有的基础上产生了一阵波动后又在一个新的台阶上稳定下来，同时 CPU 的平均利用率主要在 47%左右，内存的使用率较低。波动是由新的入侵行为引起的，新的检测器经过激励响应后依概率转化为记忆检测器而留在了系统中，使原有的记忆检测器数量上升，这段时间内由于系统保留了 E_3 中大部分入侵行为的特征而使其对系统资源需求较少。

图 6-2 显示了在平时未遭受入侵的情况下，IAIDM 能耗费较少的系统资源，以便于系统中其他任务的完成；当网络受到攻击时，IAIDM 利用了较多的系统资源，便于其能快速有效地检测入侵。体现了 IAIDM 的自适应性和柔性检测策略，也体现了 IAIDM 模型具有自我学习和自我平衡调节的功能。

在网络入侵检测的免疫模型研究中，我们以霍夫迈尔的免疫模型作为比较的对象，其检测器采用的是一次网络连接中计算机的源 IP 地址、目的 IP 地址和服务共计 49 位的二进制串来表示，并使用 r-连续匹配位作为检测方式。有效检测器集合的产生采取动态更新的方法，实现的是以一定时间作为代价来换取一定空间的检测策略，激活方式为阈值机制。图 6-3 给出了该免疫模型的检测器生命周期图。

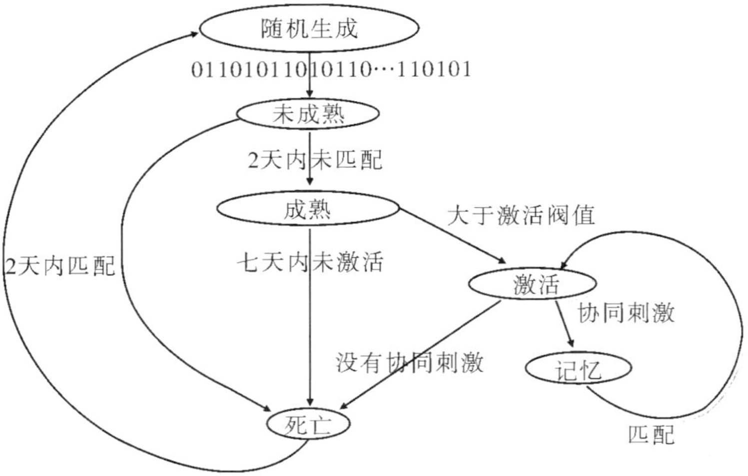

图 6-3　检测器的生命周期图

图 6-3 中显示首先随机产生 49 位的二进制串作为未成熟检测器（immature），未成熟检测器经历否定选择过程即迭代比较后成为成熟检测器（mature）进入系统承担检测任务，在假设漏检概率 P_f 不变的前提下，通过公式（3-1）得到有效检测器的数目 N_R，即在期望达到的检测效率下系统需维持有效检测器集合的规模，例如检测器的长度为 49，匹配长度 r 为 13，则 $P_M=0.002$ 时，欲使 $P_f=0.01$ 时，需要 2300 个有效检测器，公式（3-4）给出产生一个有效检测器需迭代的次数，假设自我模式的数目 N_S 为 5000

个，则迭代次数为22248，当 $N_S=6000$ 时迭代次数为 1.6×10^5，可见迭代次数随 N_S 成指数增长。为了保持较高的检测水准，模型不得不时时更新有效检测器集合，而通常的情况下网络在绝大部分时间的运行中处于安全状态，入侵行为很少发生，致使大量的系统资源被无益的消耗掉，因此该模型无法依据当前的网络安全环境自适应的调整自身的检测策略，即缺乏自适应性和柔性检测的功能。

6.5 模型的优化与扩展

6.5.1 自动免疫与被动免疫机制

自然免疫系统的特异性免疫包括两种类型的免疫，一类称作自动免疫，是指通过感染而生成抗体的免疫；另一类称作被动免疫，是指通过遗传或外部注射等途径获得抗体的免疫。IAIDM 模型中由异常呈现而触发检测器产生的方式源于自然免疫系统中的自动免疫机制，表现模型具有自我学习和自我适应的特性。

在网络安全业界内，为了检测网络异常，许多机构做了大量的努力，建立了丰富的攻击特征库，使得对于很多已知攻击可以利用简单的模式匹配技术检测到入侵。这种方法不仅能够可靠的检测已知的入侵，而且还能够判断出已知入侵的类型。对于大量的水平较低的仅使用已知攻击工具脚本的攻击者这种检测非常有效，而根据估计这类攻击占据了攻击总数的一半以上，所以大量的商用入侵检测系统都采用这种基于特征匹配的方法进行检测，例如国外典型的有：ISS 的 RealSecure，Cisco 的 NetRanger，CyberSafe 的 Centrax，CA 的 eTrust IDS，NAI 的 CyberCops Monitor，Symantec 的 NetProwler，Network Flight Recoder 的 NFR IDS，Network Security Wizards 公司的 Dragon IDS 等，而国内典型的有中科网威的“天眼”入侵侦测系统，东大阿尔派的 NetEye IDS，上海金诺网安公司的 KIDS，启明星辰公司的 SkyBell（天阒）黑客入侵检测与预警系统等。

借鉴自然免疫的被动免疫思想，在模型的进入检测前，首先进行“抗体注入”。如前所述，入侵行为的特征模式不是随机分布在模式空间中任何一处，而是有规律地聚集分布在模式空间中某几个区域内，抗体注入即在已知入侵行为所在的特征空间上安排相应的记忆型检测器，使得模型在开始工作时就具有一定的误用入侵检测能力。抗体注入的机制能对已知入侵进行可靠的检测，有利于误检率的降低，并且能够了解到入侵的类别，这对于如何采取相应的响应方法非常有用。

表 6-2 的实验结果显示 IAIDM 模型对具有隐蔽性入侵行为的检测表现不佳，可以通过抗体注入的机制加以改善。实验中从评估数据集合中收集部分 R2L 和 U2R 类的入侵行为记录，经过归一化处理后映射到模式空间，将其聚集中心区域即 $N(c)$ 大于一定阈值的空间网格设为记忆型检测器，然后依次检测实验一中的 8 个 E_{test}，其结果如表 6-4 所示。

表 6-4 检测结果表（%）

数据子集	R2L	U2R
1	60. 3	61. 4
2	69. 4	59. 1
3	65. 2	66. 3
4	70. 2	67. 5
5	74. 5	55. 2
6	77. 9	69. 3
7	85. 1	73. 4
8	84. 3	72. 5
平均	73. 3	65. 5

表 6-4 的实验结果与表 6-2 相比较，IAIDM 模型对 R2L 和 U2R 的检测率有了显著的提高（表 6-2 中 R2L 最佳检测率为 57. 32%，而 U2R 为 50. 40%），同时随着数据子集的依次输入模型的检测效果也越来越好。

自然免疫系统具有细胞质水平效应的机制，所谓细胞质水平效应是指当免疫系统中的某些免疫细胞检测到可疑的病菌入侵活动时，免疫系统释放细胞质，细胞质能够增加免疫系统中其他免疫细胞对病菌抗原的敏感化程度。而隐蔽性的网络入侵行为其突出特点是其相续的异常记录发生的间隔时间较长，使检测器不可能在有限的时间内识别到足够数量且相似度较高的异常事件，这是导致针对该类入侵行为的检测效果不高的原因。当系统获取隐蔽性入侵行为的某些先验知识时，通过“抗体注入”方式形成对应的记忆型检测器，因此可以模拟该免疫机制，建立一个敏化机制，即提高在这些记忆型检测器的一定区域内初始或成熟检测器的激活概率，如提高调节系数 α 或延长检测器和异常记录在模式空间中驻留的时间。

6.5.2 记忆检测器的检测效率

自然免疫系统能够通过识别特定种类的病菌，同时保留对这些病菌的记忆，当再次遇到同类或相似的病菌时，发起快速而有效的免疫反应，即初次应答和二次应答的机制。二次应答的能力可持续存在相当长的时间甚至终身，也就是说，识别病菌的记忆细胞在体内存在相当长的时间乃至终身。IAIDM 模拟该机制，也赋予记忆型检测器无限的生命周期，记忆型检测器虽能快速识别已知或相似的入侵行为，然而其无限的生命意味着记忆检测器规模有着不断扩大的趋势，由此会引发的检测器管理和检测效率问题。

如图 6-2 所示系统在时间点 12：39：30 的暂稳态被打破以后，进入了新的一轮自我学习和自我适应的过程，表现为在原有记忆检测器数量的基础上产生了一阵波动，学习结果使系统中存在的记忆检测器数量上升到了一个新的台阶。随着 IAIDM 工作时间的持续，模型中记忆型检测器的数量会越积越多。由于模式空间 U 是多维实数空间，记忆检测器之间可能会发生相互交叠覆盖的现象，随着数量的上升，这种现象会越来越严重，反而导致检测效率下降及系统资源消耗增加的问题。

为控制记忆检测器的规模，有必要赋予其一定的生命周期。首先根据记忆检测器的产生方式分为两类：自动免疫型 $d_{\mathrm{mem}}^{\mathrm{I}}$ 和被动免疫型 $d_{\mathrm{mem}}^{\mathrm{II}}$。$d_{\mathrm{mem}}^{\mathrm{I}}$ 是系统运行过程中由异常触发产生并活化的检测器经增殖变异后依概率 γ 转化而来，即是模型自学习的结果，其识别域是否能精确涵盖未知入侵行为的特征空间较易受到模型参数的设定策略以及网络环境的影响，因此 $d_{\mathrm{mem}}^{\mathrm{I}}$ 的有效性不高；至于 $d_{\mathrm{mem}}^{\mathrm{II}}$ 是由已知入侵行为的特征模式注入模式空间后而形成的，能精确地识别已知或相似的入侵行为且不受模型参数的影响，因此d_{mem}^{II}的有效性很高。所以 IAIDM 赋予 d_{mem}^{I}和 d_{mem}^{II}生命周期的策略有所不同，d_{mem}^{II}的生命周期可以设为无限，而 d_{mem}^{I}的生命周期依据网络环境可以设为十几天或更长（模拟实验中缺省值为 2 小时）。这里我们注意到 d_{mem}^{I}是 IAIDM 学习未知攻击行为特征的结果，保留其中较佳的部分即 d_{mem}^{I}有机会自动或人为地转化为 d_{mem}^{II}是十分有必要的。

为了消除记忆检测器间相互交叠覆盖的现象，同时也为了保留学习的成果，我们设置了优先权及变异机制。首先为 d_{mem}^{I}预置一个初始权限∂（缺省值 0），且 d_{mem}^{I}每识别一次非我模式，其权限增加一个确定的值（缺省值 1），权限具有一个上限（缺省值 20），如果 d_{mem}^{II}的权限到上限则依概率 χ 转化为 d_{mem}^{II}，否则削减其权限（缺省值减半即为 10，目的在于便于其他较高权限的 d_{mem}^{II}有机会变异），当其生命周期结束时仍未能转化则予以淘汰。当某一非我模式刺激多个记忆检测器时，识别的优先次序为：

$$\underset{\text{低}\qquad\qquad\qquad\qquad\qquad\qquad\text{高}}{\overleftrightarrow{d_{mem}^{I}(\partial) \rightarrow d_{mem}^{I}(\partial=\max) \rightarrow d_{mem}^{II}}}$$

优先权及变异机制可以有效地消除交叠覆盖的现象，并使自动免疫型d_{mem}^{I}能优胜劣汰，提高系统的检测效率，进一步的加强 IAIDM 的自我平衡调节能力。表 6-5 给出模型扩展后的参数列表及实验缺省值。

表 6-5　模型的扩展参数

符号	描述	缺省值
T-III	d_{mem}^{I}生命周期	1 小时
∂	初始权限	0
Δ∂	权限增长系数	1
∇∂	权限削减值	10
∂_{max}	权限上限	20
χ	转化为 d_{mem}^{II} 概率	0. 2

为评估优先权及变异机制对模型性能的优化，进行了优化前后的对比实验，实验中每隔 1 小时将 10000 条攻击记录（随机从评估数据集中抽出）

输入模型，IAIDM 连续工作 5 小时。在未优化的情况下记忆检测器的数量达 2717，表 4-4 中非我空间拥有的不重叠的最大空间网格数为 1511，则相互交叠覆盖率达 79.8%之多，而优化后记忆检测器的数量仅为 174，经过扩展与优化后，模型既有效地控制了记忆检测器的规模，同时也保留了最佳的学习结果，模型性能得到进一步的增强。

6.6 运行测试及结果分析

6.6.1 网络运行环境

图 6-4 给出了 IAIDM 实际运行的网络拓扑结构。

实验室的局域网通过 Cisco 2611 路由器与我校校园网相连，经校园网进入互联网。为方便测试，实验室的局域网又划分了两个子网，192.168.1.0 和 192.168.2.0，Checkpoint 防火墙作为网关，运行在 1 台 PC 机上（Linux 系统），并设在 2 网段出口，保护 2 段子网，IAIDM 运行在 2 网段内 1 台 PC 机上（Linux 系统）。2 段子网内由 13 台主机组成，包括一台服务器（Linux 系统）。

6.6.2 测试与结果分析

运行测试期分为训练期和检测期，训练期为一周的时间，IAIDM 模型收集局域网内正常网络通信数据作为训练数据建立起自我模式空间。训练期结束，建立起 4 个自我模式子空间，并生成反向判定规则集 B（$|B|=43$），模型中不产生任何检测器。

在检测期，以 1 网段内的主机 192.168.1.10 为攻击主机，在不同的时段针对服务器 192.168.2.9 安排三次攻击实验，攻击手段包括 Imap、Smurf 和 Satan，Imap 是缓冲区溢出攻击以进程权限在系统上执行任意指令，Smurf 是拒绝服务攻击，Satan 是端口扫描攻击，前者属于隐蔽型进攻类，而后两

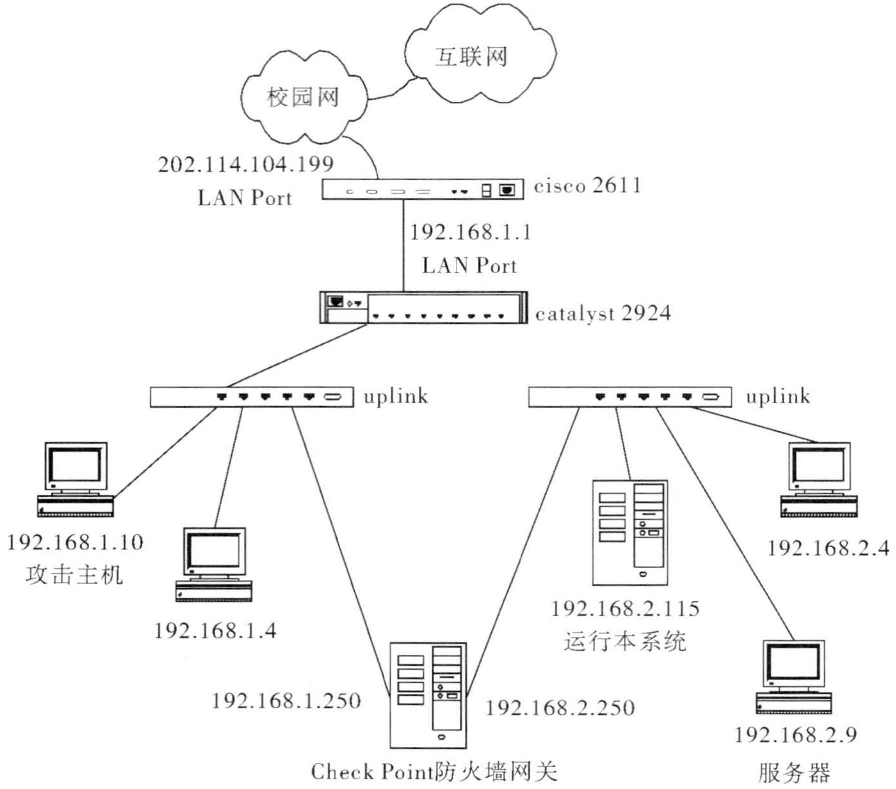

图 6-4 网络拓扑结构

者属于高频率进攻类。

实验主要用于检验模型在没有先验知识的情况下对上述两类未知入侵行为的检测能力，三次攻击实验都得到近似检测结果。此处仅给出我们最后一次的实验。实验中共产生 15 次攻击（其中 Imap 攻击 10 次，Satan 攻击 3，Smurf 攻击 2 次）。使用工具 Tcpdump 采集网络数据包经过预处理后输入 IAIDM 模型。Imap、Smurf 和 Satan 攻击记录示例如下：

01/22/2005 10：20：22 00：00：01 imap 1029 143 192.168.001.010 192.168.002.009 imap

01/22/2005 10：20：25 00：00：01 imap 1029 143 192.168.001.010 192.168.002.009 imap

01/22/2005 10：20：27 00：00：01 imap 1029 143 192.168.001.010

192.168.002.009 imap

……

01/22/2005 10：23：45 00：00：1 imap 1107 143 192.168.001.010 192.168.002.009 imap

……

01/22/2005 11：16：26 00：00：1 ecr/i 7 7 192.168.001.011 192.168.002.009 smurf

01/22/2005 11：16：26 00：00：1 ecr/i 7 7 192.168.001.011 192.168.002.009 smurf

01/22/2005 11：16：26 00：00：1 ecr/i 7 7 192.168.001.011 192.168.002.009 smurf

……

01/22/2005 10：27：32 00：00：1 1/u 1694 177 192.168.001.010 192.168.002.009 satan

01/22/2005 10：27：32 00：00：01 finger 4196 79 192.168.001.010 192.168.002.009 satan

……

每次发起 Smurf 攻击时攻击主机通常伪造源 IP 地址如 192.168.001.011。

下面表 6-6 给出了具体攻击安排和模型对入侵行为的检测（0 代表未检测出，1 代表检测出）。

表 6-6 实验 1 结果

序号	攻击开始时间（2005 年）	攻击名称	入侵检测
1	01/22 10：16：11	Imap	0
2	01/22 10：20：22	Imap	0
3	01/2210：23：45	Imap	0
4	01/2210：27：32	Satan	1
5	01/2210：32：51	Satan	1
6	01/2210：45：41	Imap	1

续 表

序号	攻击开始时间（2005 年）	攻击名称	入侵检测
7	01/2211：01：09	Imap	0
8	01/2211：04：52	Satan	1
9	01/2211：16：26	Smurf	1
10	01/2211：20：35	Imap	0
11	01/2211：22：05	Imap	0
12	01/2211：25：13	Imap	1
13	01/2211：29：02	Smurf	1
14	01/2211：32：47	Imap	1
15	01/2211：33：52	Imap	1

实验结束后产生 63 自动免疫型 $d^{\mathrm{I}}_{\mathrm{mem}}$ 和 8 个被动免疫型 $d^{\mathrm{II}}_{\mathrm{mem}}$（由 $d^{\mathrm{I}}_{\mathrm{mem}}$ 依概率转化而来），表 6-6 显示 IAIDM 模型针对攻击频率高的 Smurf 和 Satan 的检测率为 100%，而针对隐蔽型进攻 Imap 的检测率较低只有 40%，不过系统检测到了后面几次 Imap 攻击，表明模型经过学习能逐步提高检测效果，产生的被动免疫型记忆检测器使入侵检测系统能在无人干预的情况下不断的自动完善误用检测能力。

上述测试结果表明 IAIDM 具有自学习和自适应能力。因此本书所提出的基于免疫原理的自适应入侵检测模型 IAIDM 在入侵检测领域将有着良好的应用前景。

6.7 本章小结

本章首先描述了 IAIDM 模型的工作特性，从检测器的角度将其检测期分为检测初期、检测成熟期和检测记忆期三个阶段，并详细地论述了这三个阶段是 IAIDM 对当前网络安全环境自我学习和自我适应的过程，在检测记忆期 IAIDM 处于一个暂稳态，检测效率也趋于稳定。当网络安全环境发生较大变化时，IAIDM 能从一个暂稳态转化到另一个暂稳态，体现了 IAIDM 模型的鲁棒性。

第二部分从入侵检测的有效性以及系统的适应性和柔性检测两个方面对 IAIDM 模型的性能进行了测试和评价。有效性的测试结果表明，IAIDM 能保持在较低误检率的基础上，较好地检测出未知的入侵。由于 IAIDM 的自学习机制，随着测试的进行，检测效果也越来越好。对比于 KDD CUP1999 大赛中各类入侵检测系统和 RIPPER 的检测结果，IAIDM 模型的检测能力是较强的。同时针对 R2L 和 U2R 两类入侵的测试结果进行了深入的比较分析。而系统适应性和柔性的测试结果表明，IAIDM 模型能根据当前网络面临的攻击情况动态调整对系统资源的利用，具有自我平衡和自我平衡调节的功能，即在平时未遭受入侵的情况下，IAIDM 能耗费少的系统资源，以便于系统中其他任务的完成；当网络受到攻击时，IAIDM 利用了较多的系统资源，便于其能快速有效地检测入侵。与经典的免疫模型比较，IAIDM 模型在这一方面的性能表现得尤为优越。

第三部分进一步优化和扩展 IAIDM 模型的性能，借鉴自然免疫的被动免疫思想，将已知入侵的先验知识“注入”模型，提升其误用检测能力，实验结果显示先验知识的注入能显著提高 IAIDM 模型对具有隐蔽性入侵行为的检测率，并研究模拟自然免疫系统中的细胞质水平效应机制，建立一个敏化机制以提升 IAIDM 对隐蔽性入侵行为的检测能力。针对具有无限生命的记忆检测器规模有着不断扩大趋势的问题，我们将记忆检测器进一步划分为自动免疫型记忆检测器和被动免疫型记忆检测器，针对不同类的检测器赋予不同的生命周期，并建立起优先权及变异机制。实验结果显示经过优化和扩展的模型能有效控制记忆检测器的规模，极大消除了检测器间交叠覆盖的现象，并使自动免疫型记忆检测器能实现优胜劣汰，保留最佳的学习结果，提高了整体的检测效率。

最后，描述了 IAIDM 在实际网络中的运行情况。IAIDM 在没有任何先验知识的条件下，测试其对高频率进攻类入侵行为（Smurf 和 Satan）和隐蔽型进攻类入侵行为（Imap）的检测能力，共进行了三次实验，都得到了近似检测结果。IAIDM 对前者的检测率达 100%，而对后者的检测率虽较低但能经过学习使其检测效果得到逐步的提高，同时系统产生了少量的自动免疫型记忆检测器和被动免疫型记忆检测器，即 IAIDM 保留对未知入侵特征的记忆，自动形成了误用检测的能力，体现了 IAIDM 具有自学习和自适应能力。

7 总结与展望

当今网络，攻击手段日新月异，攻击方式层出不穷，因此入侵检测系统面临严峻的挑战。如何改善入侵检测系统的性能如有效性、健壮性和适应性等，是当前急需要解决的问题。虽然从最本质上看入侵检测问题实际上是一种区分正常和异常两类的模式识别问题，但由于入侵检测问题所具有特点如特征维数较高、两类数据分布非常不均匀以及两类是非线性可分等，使得传统的模式识别方法在解决这类问题上存在一定困难。而从计算角度来看，自然免疫系统是一个分布的具有自适应性和自学习能力的分类器，它通过学习、记忆和联想提取解决识别和分类任务，在抵抗病毒和细菌等病原体的入侵方面担当着与入侵检测系统类似的任务。

本书的主要工作就是根据各种免疫机制的启发，包括 B 细胞、抗体、抗原、免疫记忆、克隆选择理论、亲和力成熟、自己-非己识别、阴性选择，亲和力、多样性、分布式、适应免疫系统、免疫应答、免疫耐受、免疫危险理论等建立一个具有自适应功能的入侵检测模型，以改善入侵检测模型的检测性能以及健壮性和自适应性，本书主要研究成果概述如下。

（1）针对当前入侵检测技术的不足，提出了一种新的基于免疫原理的自适应入侵检测模型 IAIDM，并给出了详细的设计原则、设计思路及其模型结构。IAIDM 成功将 B 细胞的进化过程、抗原显现、B 细胞的克隆选择与高频突变、抗体间抑制与激励等重要的免疫机制运用到入侵检测模型中，使得基于该模型的 IDS 能检测到未知入侵的同时，能够自动形成对已知入侵的快速检测能力。同时本模型摒弃以二进制串定义抗体和抗原结构的传统方式，采用多维实向量来表示网络行为特征极大地弥补了现有计算机免疫安全系统在可靠性、知识性方面的缺陷。

（2）高效率地产生有效检测器集是入侵检测系统有效性的基础，而传统的否定选择算法存在效率低下的缺陷，严重阻碍了基于免疫模型的入侵检测系统在实际中的运用。结合自然免疫系统中先天B细胞产生的原理，提出了最小候选检测器集合的概念来确定覆盖整个入侵检测的问题域所需检测器的最低数量，对其空间覆盖特性、生成算法和初始化与存储方式进行了深入的研究，建立了整数索引空间的机制，使其产生算法的时间复杂度与集合大小无关，很好地解决了由于高维特征数据而造成检测器集合尺寸巨大以致无法初始化与存储的问题。

（3）在最小候选检测器集合的基础上，提出了一种基于其的否定选择算法MBNSA，给出了实现步骤并分析了其时间和空间复杂度。MBNSA将候选检测器的识别空间内包含自我样本的数量作为判定候选检测器是否有效的标准，使否定选择过程不敏感于噪声数据和异常数据的干扰，通过对自我空间的界定，利用已建起的整数索引空间机制，使有效检测器集的产生避免了传统否定选择算法中繁重的迭代过程，极大地降低了模型的训练时间和入侵检测的时间。

（4）由于网络安全本身具有模糊性，因此所谓的正常或异常样本实际上只是个程度问题，而传统的免疫检测模型中存在自我模式集和非我模式集尖锐划分的问题。针对该问题，本书引入模糊技术对自我空间进行划分，即以样本在某区域的出现频率（空间网格的密度）为参考来体现这种异常程度。为消除训练集的非完备性导致不同类型的网络行为数据在采集方面存在的不平衡性，即某一网络行为的异常程度衡量只是对应它属于的类而言，而不是针对整个网络行为集，提出了面向行为子集的异常阈值设定方法，使各个自我子空间得到更精细的调整，进而产生高效的检测器。在此基础上，进一步提出了利用密度等高线对自我空间进行多层次的划分。当密度等高线设为1时，将网络安全监控等级调到最高，将绝大部分的网络访问视为不可信任的行为；而密度等高线为0时，意味着网络安全监控等级被调到最低，自我空间扩展到整个模式空间，即信任所有进入受控网络的网络访问。在0和1之间，意味着不同程度地限定了正常网络行为的适用范围。根据网络环境的安全状况，适当调整网络的监控等级，有助于缓解当前网络安全与网络服务两者之间的矛盾。

（5）深入分析了因训练时间有限而导致训练集非完备性问题。结合本模型的特点，将落在同一空间网格 c 内的所有样本点视为是同一样本，并以网格密度作为该样本出现的频率，引入离散随机过程的分析方法来估计 e^+ 发生概率，分析结果显示只有低频出现的自我模式才会导致 e^+。也就是说训练集的非完备性问题的影响主要体现在自我空间的边界上。并指出随着检测周期的延长，越来越多自我模式的出现，发生误检错误的次数也随之增多，使模型的有效性下降，因此有必要对模型的自我空间进行不定期的更新，保持检测器集的有效性。基于此，提出了增量式批量更新算法 IMBNSA，给出了算法的相关定义和实施步骤。测试实验显示 IMBNSA 能增量式地动态更新发生变化的局部样本空间而不必更新整个样本空间，保证了 IAIDM 能迅速适应网络环境的变化，同时即排除了偶然事件对有效检测器的影响，也使入侵者企图诱导训练模型的恶意行为变得更加困难。

（6）论述了当前入侵检测系统中检测时间与检测空间之间的矛盾问题。网络在绝大部分时间的运行中处于安全状态，入侵行为很少发生，即绝大部分的记录都是正常的网络行为记录。入侵行为的记录在整个数据集中只占很小的一部分，可以说以一定的时间作为代价来换取一定的空间的入侵检测模式，实际上是使系统在绝大部分的时间中在做大量徒劳无益的工作。即使产生了针对某一潜在攻击模式的检测器，也会因为时间差而被替换掉，这就造成了一定时间并不能换取有效的空间，而是大量无效的空间。因此我们结合自然免疫系统中抗原显现的机制，同时依据入侵引起的异常模式一般都以临时集束的形式出现的情况，提出了“静则勿动，变才需求”异常呈现与异常触发机制，并深入分析了实现异常呈现的两种判定法则（正向判定和反向判定）的判别效率，结果显示反向判定优于正向判定，并提出了反向判定的遗传算法 GAND 来产生反向判断规则集 B。B 作为通用的、非专门化的检测异常行为的检测器，其执行功能类似于免疫系统中的 T 细胞。IAIDM 实时捕获网络中任一异常的事件，并产生相应的初始检测器群即异常触发，一方面有利于使漏检率最小化，另一方面使系统能根据网络安全环境调整自身的检测策略，实现柔性检测的功能。该机制保证了入侵检测系统能实现检测的时间加上响应的时间小于攻击的时间。

（7）类比免疫系统中 B 细胞进化阶段和形式，设计了检测器的产生方式、演变阶段和形式，将检测器分为初始检测器、成熟检测器、自动免疫型记忆检测器和被动免疫型记忆检测器 4 种类型，赋予其不同的生命周期和行为属性，并给出了各类检测器激活和相互间激励或抑制的算法。初始检测器由异常触发而产生，成熟检测器和自动免疫型记忆检测器是由活化后的初始检测器经克隆选择转化而来，而被动免疫型记忆检测器是由已知入侵的先验知识“注入”模型后形成的。针对隐蔽性入侵行为的检测问题，提出了模拟自然免疫系统中的细胞质水平效应机制，建立一个敏化机制以提升 IAIDM 对该类行为的检测能力。IAIDM 建立起了优先权、率先活化及变异机制，解决了活化响应链式反应、消除检测器间交叠覆盖以及检测器的规模等问题，使 IAIDM 具有自学习和自适应性，拥有检测异常入侵和误用入侵的能力。

IAIDM 建模方法对丰富和完善入侵检测理论有一定的促进作用，研究成果对将免疫机制应用于入侵检测系统具有积极的推动作用。由于时间上的局限，仍然有不少问题有待于进一步研究解决，本书对今后的主要研究工作展望如下。

1. 加深基础理论研究与运用

在自然免疫系统中，T 细胞、树突细胞、MHC 分子在抵御和消灭入侵病毒方面起了重要作用，展示了免疫系统的多样性。以受体编码基因库为基础的免疫多样性机制生物体在进化过程中逐渐形成了一组编码淋巴细胞受体的基因库。基因库对几乎任何一种病原体，都能生成可以对其进行特性异性识别的受体。固有性免疫和适应性免疫相结合展示了免疫系统的层次性。免疫网络理论实现免疫调节和系统平衡功能，如何将这些免疫理论融合到网络安全的主动防御体系中是未来研究方向。

2. 混合网络安全智能系统研究

由生物引发的信息处理系统可分为：人工神经网络、遗传与进化系统和人工免疫系统。近年来大数据和高性能计算平台推动深度学习和人工神经网络风靡全球，人工免疫系统和人工神经网络类似，由大量高性能单元组成，具有辨识、容噪、泛化、记忆以及通过竞争实现的并行分布处理能力。二者都能利用学习、记忆、联想等机制解决辨识问题和分类任务，人工免疫系统中亲和度调整和神经网络权值修正的效果是类似的，都是为了增加系统对输入模式的识别质量。它们的区别在于免疫系统与外部环境的相互作用，淋巴细胞能够与外部抗原连接，或通过抗独特型相互作用，通过受体亲和力和淋巴细胞数目的变化来完成。而人工神经网络则通过改变其连接权值，根据定义好的学习算法，学习合适的输入数据，它更关心的是输入和输出之间大致的关系。

免疫系统是一种进化系统，免疫算法和进化计算都是群体搜索策略，强调群体中个体之间的信息交换，它们之间既有许多相似之处，也有各自的特点，例如免疫算法起源于宿主和病原体之间的内部竞争，相互作用的环境既包括外部环境也包括内部环境，而遗传算法起源于个体和自私基因之间的外部竞争；免疫算法评价标准是计算亲和度，包括抗体-抗原的亲和度以及抗体-抗体的亲和度，通过促进或抑制抗体的产生，体现了免疫反应的自我调节功能，保证了个体的多样性，而进化算法则是简单计算个体的适应度，根据适应度选择父代个体。

基于人工神经网络、遗传与进化系统和人工免疫系统研究开发的混合智能系统使计算机信息处理系统能更好地模拟生物系统的智能行为，是今后研究方向。

3. 柔性系统研究

不同的安全威胁具有不同的特征模式，自适应的特征模式提取机制研究能较大地提高检测器的有效性及其产生的效率，完善 MBNSA 算法，使检测系统能迅速评估和识别入侵的危害及其程度，以便系统集中力量反击危害程度较大的入侵，提高入侵检测系统柔性特征。

总之，基于免疫原理的入侵检测的研究仍然处于不断的发展中，在此领域尚有许多亟待解决的问题，免疫系统在有效性、适应性和可扩展性方面具有先天的优势，其信息处理的能力强大而鲁棒，免疫系统与入侵检测系统之间的相似性为我们解决基于网络的入侵检测问题提供了一个自然的模板，因此基于免疫原理的入侵检测系统具有广阔的发展前景。希望本书的工作对入侵检测技术的发展具有积极的促进作用。

参考文献

[1] 中国互联网络发展状况统计报告 [EB/OL]. http://www.cac.gov.cn/2018-01/31/c_1122347026.htm.

[2] 我国信息安全行业发展趋势分析 [EB/OL]. http://www.e-safety.org.cn/images/aqal1.html.

[3] 习近平：把我国从网络大国建设成为网络强国 [EB/OL]. http://www.cac.gov.cn/2014-04/24/c_126430399.htm.

[4] 国家网络空间安全战略 [EB/OL]. http://www.cac.gov.cn/2016-12/27/c_1120195926.htm.

[5] 任维武，张波辰，底晓强，等. 基于人工蜂群优化的密度聚类异常入侵检测算法 [J]. 吉林大学学报（理学版），2018，v.56；No.229（01）：101-106.

[6] 徐杨，袁峰，林琪，等. 基于混合人工免疫算法的流程挖掘事件日志融合方法 [J]. 软件学报，2018，29（2）：396-416.

[7] 邱卫，杨英杰，汪永伟，等. 基于改进遗传算法和隐 Markov 模型的协议异常检测方法 [J]. 计算机应用研究，2016，v.33；No.294（04）：210-214.

[8] 屈洪春，王帅. 一种基于进化神经网络的混合入侵检测模型 [J]. 计算机科学，2016，043（0z1）：335-338.

[9] 贾凡，孔令智. 基于卷积神经网络的入侵检测算法 [J]. 北京理工大学学报，2017，37（12）：1271-1275.

[10] 徐甫. 基于可信根的计算机终端免疫模型 [J]. 电子学报，2016，44（3）：653-657.

［11］程春玲，柴倩，徐小龙，等. 一种用于病毒检测的协作免疫网络算法［J］. 电子学报，2013（12）：200-204.

［12］李琳，尚文利，姚俊，等. 单类支持向量机在工业控制系统入侵检测中的应用研究综述［J］. 计算机应用研究，2016（1）：7-11.

［13］张燕燕. 现代免疫学概论［M］. 北京：科学出版社，2017.

［14］左伋，刘艳平. 细胞生物学［M］. 北京：人民卫生出版社，2015.

［15］李春艳. 免疫学基础［M］. 北京：科学出版社，2012.

［16］于爱莲，王月丹. 病原生物与免疫学［M］. 北京：北京大学医学出版社，2015.

［17］刘若辰，钮满春，焦李成. 一种新的人工免疫网络算法及其在复杂数据分类中的应用［J］. 电子与信息学报，2010（3）：11-17.

［18］袁明新，叶兆莉，程帅，等. 干扰素调节的多机器人协作搬运免疫网络算法［J］. 智能系统学报，2014（1）：76-82.

［19］行小帅，潘进，焦李成. 基于免疫规划的 K-means 聚类算法［J］. 计算机学报，2003（5）：94-99.

［20］高旭，桂志鹏，隆玺，等. KDSG-DBSCAN：一种基于 K-D Tree 和 Spark GraphX 的高性能 DBSCAN 算法［J］. 地理与地理信息科学，2017，33（6）：1-7.

［21］江海峰，庄健，刘竹林. 概率论与数理统计［M］. 合肥：中国科学技术大学出版社，2013.

［22］罗斯. 应用随机过程：概率模型导论［M］. 北京：人民邮电出版社，2011.

［23］王秀磊，陈鸣，邢长友，等. 一种防御 DDoS 攻击的软件定义安全网络机制［J］. 软件学报，2016，27（12）：3104-3119.

［24］肖人彬，王磊. 人工免疫系统：原理、模型、分析及展望［J］. 计算机学报，2002，25（12）：1281-1293.

［25］莫宏伟，左兴权. 人工免疫系统［M］，北京：科学出版社，2009.

［26］周椿入，刘晓明，雷敏，等. Web 服务器应用层慢速 DDoS 攻击防御研究［J］. 北京邮电大学学报，2017，40：77-80.

［27］Li T. Dynamic detection for computer virus based on immune system

[J]. 中国科学：f 辑英文版，2008，51（10）：1475-1486.

[28] YingT, Pengtao Z. Immune based computer virus detection approaches [J]. 智能系统学报, 2013, 8 (1): 80-94.

[29] Qiao R, Seaborn M. A New Approach for Rowhammer Attacks [C] //Host. IEEE, 2016..

[30] Bosman E, Razavi K, Bos H, et al. Dedup Est Machina: Memory Deduplication as an Advanced Exploitation Vector [C] //Proc. of the 37th IEEE Symposium on Security and Privacy. IEEE, 2016..

[31] Apostolos F , Lidia P F , Odysseas K . Exploiting Hardware Vulnerabilities to Attack Embedded System Devices: a Survey of Potent Microarchitectural Attacks [J]. Electronics, 2017, 6 (3): 52.

[32] Hector Gomez, AndresAmaya, Elkim Roa. DRAM row-hammer attack reduction using dummy cells [C] // Nordic Circuits & Systems Conference. IEEE, 2016.

[33] Aweke Z B , Yitbarek S F , Qiao R , et al. ANVIL: Software-Based Protection Against Next-Generation Rowhammer Attacks [J]. ACM SIGOPS Operating Systems Review, 2016, 50 (2): 743-755.

[34] Wen H J , Tarn, Jyh-Horng Michael. Internet security: a case study of firewall selection [J]. Information Management & Computer Security, 1998, 6 (4): 178-184.

[35] Elmallah E S , Gouda M G . Hardness of Firewall Analysis [J]. IEEE Transactions on Dependable & Secure Computing, 2017, 14 (3): 339-349.

[36] Choi, Mi-Jung, Hong, et al. A secure web-based global management system for firewall/VPN devices [J]. Communications & Networks Journal of, 2002, 4 (1): 71-78.

[37] Er. Narender Kumar Naryal, Er. Satinderjit Kaur Gill . Security Issues in the Firewall Authentication caused by the Wireshark- A Protocol Analyzer Tool [J]. international journal of computer science & mobile computing, 2014, 3 (8): 18 - 23.

[38] Richards K . Network based intrusion detection: A review of technolo-

gies [J]. Computers & Security, 1999, 18 (8): 671-682.

[39] RebeccaBace. Intrusion Detection [J]. Computerworld, 1999, 3 (1): 1-29.

[40] Shabtai A , Kanonov U , Elovici Y , et al. "Andromaly": a behavioral malware detection framework for android devices [J]. journal of intelligent information systems, 2012, 38 (1): 161-190.

[41] Ahmed M , Mahmood A N , Hu J . A Survey of Network Anomaly Detection Techniques [J]. Journal of Network and Computer Applications, 2015, 60: 19-31.

[42] Balasaraswathi V R , Sugumaran M , Hamid Y . Feature selection techniques for intrusion detection using non-bio-inspired and bio-inspired optimization algorithms [J]. Journal of Communications & Information Networks, 2017, 2 (4): 107-119.

[43] Kim G , Lee S , Kim S . A novel hybrid intrusion detection method integrating anomaly detection with misuse detection [J]. Expert Systems with Application, 2014, 41 (4pt. 2): 1690-1700.

[44] Moon D , Pan S B , Kim I . Host-based intrusion detection system for secure human - centric computing [J]. Journal of Supercomputing, 2016, 72 (7): 2520-2536.

[45] ByungRae Cha. Host anomaly detection performance analysis based on system call of NeuroFuzzy using Soundex algorithm and N - gram technique [C] //Systems Communications, 2005. Proceedings. IEEE Computer Society, 2005.

[46] Wonghirunsombat E , Asawaniwed T , Hanchana V , et al. A centralized management framework of network-based Intrusion Detection and Prevention System [C] //Computer Science and Software Engineering (JCSSE), 2013 10th International Joint Conference on. IEEE, 2013.

[47] Singh A P , Singh M D . Analysis of Host-Based and Network-Based Intrusion Detection System [J]. international journal of computer network & information security, 2014, 6 (8): 41-47.

[48] Kshirsagar D , Sawant S , Wadje R , et al. Distributed Intrusion Detection System for TCP Flood Attack [M]. Proceeding of International Conference on Intelligent Communication, Control and Devices. Springer Singapore, 2017.

[49] Mehmood Y , Shibli M A , Kanwal A , et al. Distributed intrusion detection system using mobile agents in cloud computing environment [C] // 2015 Conference on Information Assurance and Cyber Security (CIACS). IEEE, 2015.

[50] Wang M , Li Z , Lin Y . A Distributed Intrusion Detection System for Cognitive Radio Networks Based on Evidence Theory [C] // 2017 IEEE International Conference on Software Quality, Reliability and Security Companion (QRS-C). IEEE, 2017.

[51] Yong H , Feng Z X . Expert System Based Intrusion Detection System [C] // International Conference on Information Management, Innovation Management & Industrial Engineering. IEEE, 2010.

[52] Yost J R . The March of IDES: Early History of Intrusion-Detection Expert Systems [J]. IEEE annals of the history of computing, 2016, 38 (4): 42-54.

[53] Ye N , Emran S M , Chen Q , et al. Multivariate Statistical Analysis of Audit Trails for Host-Based Intrusion Detection [J]. IEEE Transactions on Computers, 2002, 51 (7): 810-820.

[54] Ho C Y , Wang F Y , University N C T , et al. Statistical Analysis of False Positives and False Negatives from Real Traffic with Intrusion Detection/Prevention Systems [J]. ieee communications magazine, 2012, 50 (3): 146-154.

[55] Verma, Abhishek, Ranga, Virender. Statistical analysis of CIDDS-001 dataset for Network Intrusion Detection Systems using Distance-based Machine Learning [J]. Procedia Computer Science, 2018, 125: 709-716.

[56] Zhang B C , Hu G Y , Zhou Z J , et al. Network Intrusion Detection Based on Directed Acyclic Graph and Belief Rule Base [J]. Etri Journal, 2017, 39 (4): 592-604.

[57] Turner C , Jeremiah R, Richards D, et al. A Rule Status Monitoring Algorithm for Rule-Based Intrusion Detection and Prevention Systems [J], Pro-

cedia Computer Science, 2016, 95: 361–368.

[58] Zheng J . "Soft–Man" and Data Mining based Distributed Intrusion Detection System [J]. International Journal of Security & Its Applications, 2016, 10 (8): 145–150.

[59] Kaur, Ravneet, Singh, Sarbjeet. A survey of data mining and social network analysis based anomaly detection techniques [J]. egyptian informatics journal, 2016, 17 (2): 199–216.

[60] Peng K , Leung V C M , Huang Q . Clustering Approach Based on Mini Batch Kmeans for Intrusion Detection System over Big Data [J]. IEEE Access, 2018 (99): 1–1.

[61] Jain C , Saxena A K . General Study of Mobile Agent Based Intrusion Detection System (IDS) [J]. Journal of Computer and Communications, 2016, 4 (4): 93–98.

[62] Shah B , Trivedi B H . Improving Performance of Mobile Agent Based Intrusion Detection System [C] // Fifth International Conference on Advanced Computing & Communication Technologies. IEEE, 2015.

[63] Dash, Tirtharaj. A study on intrusion detection using neural networks trained with evolutionary algorithms [J]. Soft Computing, 2017, 21 (10): 2687–2700.

[64] Hu L , Zhang Z , Tang H , et al. An improved intrusion detection framework based on Artificial Neural Networks [C] // International Conference on Natural Computation. IEEE, 2015.

[65] ForrestS, Perelson A S, Allen L, et al. Self–nonselfdiscrimination in a computer [C]. Proceedings of the1994 IEEE Symposium on Research in Securiiy andPrivacy, Los Alamitos, CA IEEE ComputerSocietyPress, 1994: 202–212.

[66] Zitar R A , Hamdan A . Genetic optimized artificial immune system in spam detection: a review and a model [J]. Artificial Intelligence Review, 2013, 40 (3): 305–377.

[67] Wu H . Artificial immune systems based intrusion detection algorithm

for cloud environment [J]. Boletin Tecnico/Technical Bulletin, 2017, 55 (1): 11-17.

[68] Hu X , Liu X , Li T , et al. Dynamically real-time intrusion detection algorithm with immune network [J]. Journal of Computational Information Systems, 2015, 11 (2): 587-594.

[69] Hofmeyr S A. An Immunological Model of Distributed Detection and Its Application to Computer Security [D]. Department of Computer Sciences, University of New Mexico, 1999.

[70] Wu J , Peng D , Li Z , et al. Network Intrusion Detection Based on a General Regression Neural Network Optimized by an Improved Artificial Immune Algorithm [J]. Plos One, 2015, 10 (3): e0120976.

[71] Al-Yaseen W L , Othman Z A , Nazri M Z A . Multi-level hybrid support vector machine and extreme learning machine based on modified K-means for intrusion detection system [J]. Expert Systems with Applications, 2017, 67: 296-303.

[72] Aparicio-Navarro F J , Kyriakopoulos K G , Gong Y , et al. Using Pattern-of-Life as Contextual Information for Anomaly-Based Intrusion Detection Systems [J]. IEEE Access, 2017, 5: 22177-22193.

[73] Alkasassbeh M . An empirical evaluation for the intrusion detection features based on machine learning and feature selection methods [J]. journal of theoretical & applied information technology, 2017, 95 (22): 5962-5976.

[74] Dong R H , Wu D F , Zhang Q Y , et al. Mutual Information-based Intrusion Detection Model for Industrial Internet [J]. International Journal of Network Security, 2018, 20 (1) : 131-140.

[75] Varma P R K , Kumari V V , Kumar S S . Feature Selection Using Relative Fuzzy Entropy and Ant Colony Optimization Applied to Real-time Intrusion Detection System [J]. Procedia Computer Science, 2016, 85: 503-510.

[76] Tavallaee M , Stakhanova N , Ghorbani A A . Toward Credible Evaluation of Anomaly-Based Intrusion-Detection Methods [J]. IEEE Transactions on Systems Man & Cybernetics Part C, 2010, 40 (5): 516-524.

[77] Waqas H , Gideon C , Yi X , et al. Windows Based Data Sets for Evaluation of Robustness of Host Based Intrusion Detection Systems (IDS) to Zero-Day and Stealth Attacks [J]. Future Internet, 2016, 8 (3): 29.

[78] Yang Y , Xu H Q , Gao L , et al. Multidimensional Intrusion Detection System for IEC 61850-Based SCADA Networks [J]. IEEE Transactions on Power Delivery, 2017, 32 (2): 1068-1078.

[79] Lin, Qiuzhen, Chen, Jianyong, Zhan, ZhiHui, et al. A Hybrid Evolutionary Immune Algorithm for Multiobjective Optimization Problems. [J]. IEEE transactions on evolutionary computation, 2016, 20 (5): 711-729.

[80] Samigulina G A , Samigulina Z I . Modified immune network algorithm based on the Random Forest approach for the complex objects control [J]. Artificial Intelligence Review, 2018 (1) : 1-17.

[81] Lin Q , Ma Y , Chen J , et al. An adaptive immune-inspired multi-objective algorithm with multiple differential evolution strategies [J]. Information Sciences, 2018, 430-431: 46-64.

[82] Lizondo D , Rodriguez S , Will, Adrián, et al. An Artificial Immune Network for Distributed Demand - Side Management in Smart Grids [J]. Information Sciences, 2018, 438: 32-45.

[83] Lin C Y , Roberts G W , Kift-Morgan A , et al. Pathogen-Specific Local Immune Fingerprints Diagnose Bacterial Infection in Peritoneal Dialysis Patients [J]. Journal of the American Society of Nephrology, 2013, 24 (12): 2002-2009.

[84] Hofmeyr S A , Forrest S . Architecture for an Artificial Immune System [J]. Evolutionary Computation, 2000, 8 (4): 443-473.

[85] Turk, J L. A History of Immunology [M]. Elsevier/Academic Press, 2009.

[86] Reimold A M , Iwakoshi N N , Manis J , et al. Plasma cell differentiation requires the transcription factor XBP-1 [J]. Nature, 2001, 412 (6844): 300-307.

[87] Crouse J , Bedenikovic G , Wiesel M , et al. Type I Interferons Pro-

tect T Cells against NK Cell Attack Mediated by the Activating Receptor NCR1 [J]. Immunity, 2014, 40 (6): 961-973.

[88] Li J. Medical Immunology [J]. Journal of the American Medical Association , 2007, 298 (14) : 1699-1704.

[89] Litman G W, Rast J P, Shamblott M J, et al. Phylogenetic diversification of immunoglobulin genes and the antibody repertoire [J]. Mol. Biol. Evol. 1993-01, 10 (1): 60 - 72.

[90] Bita Sahaf, Dmitry Tebaykin, Melissa Hopper, et al. Ibrutinib-Mediated Inhibition of cGVHD Pathogenic Pre-Germinal Center B-Cells and Follicular Helper Cells While Preserving Immune Memory and Th1 T-Cells [J]. Biology of Blood & Marrow Transplantation, 2018, 24 (3): S20 - S21.

[91] Perelson A S, Immune Network Theory [J]. Immunological Reviews, 1989, 110: 5-36.

[92] Morita C T , Jin C , Sarikonda G , et al. Nonpeptide antigens, presentation mechanisms, and immunological memory of human Vγ2Vδ2 T cells: discriminating friend from foe through the recognition of prenyl pyrophosphate antigens [J]. Immunological Reviews, 2007, 215 (1) : 59-76.

[93] Alizadeh E , Meskin N , Khorasani K. A Negative Selection Immune System Inspired Methodology for Fault Diagnosis of Wind Turbines [J]. IEEE Transactions on Cybernetics, 2016: 1-15.

[94] Kuo R J , Chang J W . Intelligent RFID positioning system through immune-based feed-forward neural network [J]. Journal of Intelligent Manufacturing, 2013, 26 (4) : 755-767.

[95] Jerne N K. Idiotypic networks and other preconceived ideas [J]. Immunological Reviews , 1984 , 79 (1) : 5-24.

[96] Stantchev V , Prieto-Gonzalez L , Tamm G . Cloud computing service for knowledge assessment and studies recommendation in crowdsourcing and collaborative learning environments based on social network analysis [J]. Computers in Human Behavior, 2015, 51PB (OCT.): 762-770.

[97] Yuan M X , Zhang PP , Li H Y , et al. A New Artificial Immune Net-

work Model for Mobile Robot Path Planning [J]. Applied Mechanics & Materials, 2013, 416-417: 757-761.

[98] Geoffrey, W, Hoffmann. A neural network model based on the analogy with the immune system [J]. Journal of Theoretical Biology, 1986 , 122 (1) : 33-67.

[99] Chen B, Zang C Z. Emergent damage pattern recognition using immune network theory [J]. Smart Structures & Systems, 2011, 8 (8): 413-424.

[100] Ishiguro A , Kuboshiki S , Ichikawa S , et al. Gait control of hexapod walking robots using mutual-coupled immune networks [J]. Advanced Robotics , 1995 , 10 (2) : 179-195.

[101] Chowdhury D , Chakrabarti B K . Robustness of the network models of immune response [J]. Physica A Statistical Mechanics & Its Applications, 1990, 167 (3): 635-640.

[102] Doku, Isamu. On a Random Model for Immune Response : Toward a Modeling of Antitumor Immune Responses (Theory of Biomathematics and its Applications VII) [J]. physical review d particles & fields, 2005, 71 (3): 034012-034012.

[103] KimJ, Bentley P J. Towards an artificial immune system for network intrusion detection: an investigation of clonal selection with a negative selection operator [C] //Congress on Evolutionary Computation, 2001, 30 (6) : 1244-1252.

[104] Behzad S, Fotohi R, Balov J H, et al. An Artificial Immune Based Approach for Detection and Isolation Misbehavior Attacks in Wireless Networks [J]. Journal of Computers, 2018, 13 (6): 705-720.

[105] Hashemipour M S , Soleimani S A . Artificial immune system based on adaptive clonal selection for feature selection and parameters optimisation of support vector machines [J]. Connection ence, 2016, 28 (1): 47-62.

[106] Bagga P, Hans R, Sharma V. A Biological Immune System (BIS) inspired Mobile Agent Platform (MAP) security architecture [J]. Expert Systems with Applications, 2017, 72 : 269-282.

[107] Leandro N De, FERNANDO J. VON ZUBEN. Immune and neural

network models: Theoretical and empirical comparisons [J]. International Journal of Computational Intelligence and Applications, 2001, 1 (3): 239-257.

[108] AJ Hussain, D Al-Jumeily , H Al-Askar. N Radi, Regularized dynamic self-organized neural network inspired by the immune algorithm for financial time series prediction [J]. Neurocomputing , 2016 , 188 : 23-30.

[109] Jamali S, Fotohi R. DAWA: Defending against wormhole attack in MANETs by using fuzzy logic and artificial immune system [J]. Journal of Supercomputing , 2017 (1) : 1-24.

[110] Shang R, Tian P , Jiao L, et al. A Spatial Fuzzy Clustering Algorithm With Kernel Metric Based on Immune Clone for SAR Image Segmentation [J]. IEEE Journal of Selected Topics in Applied Earth Observations & Remote Sensing, 2016 , 9 (4) : 1640-1652.

[111] Presbitero A, Krzhizhanovskaya V, Mancini E, et al. Immune System Model Calibration by Genetic Algorithm [J]. Procedia Computer Science , 2016, 101 : 161-171.

[112] John K. Inman. Multispecificity of the antibody combining region and antibody diversity [J]. immune system, 1974: 37-52.

[113] Osmond D G. The turn-over of B-cell populations [J]. Immunology Today, 1993, 14 (1), 34-37.

[114] Schwarz A , Balint B , Korporal-Kuhnke M , et al. B-cell populations discriminate between pediatric - and adult - onset multiple sclerosis [J]. Neurology Neuroimmunology Neuroinflammation, 2017, 4 (1): e309.

[115] Borowik B , Borowik B , Kucwaj J , et al. Associative memory in artificial immune systems [J]. annales umcs informatica, 2010, 10 (2): 111-122.

[116] Farber D L , Netea M G , Radbruch A , et al. Immunological memory: lessons from the past and a look to the future [J]. Nature Reviews Immunology, 2016, 16 (2): 124-128.

[117] Staniford - Chen, S. The Common Intrusion Detection Framework (cdif) [C] //Position Paper of Information Survivability Workshop, 1998.

[118] Wu L Y , Li S L , Gan X S , et al. Network anomaly intrusion de-

tection CVM model based on PLS feature extraction [J]. Kongzhi yu Juece/ Control and Decision, 2017, 32 (4): 755-758.

[119] Wang L , Tang N , Gao X , et al. Understanding the immune system architecture and transcriptome responses to southern rice black-streaked dwarf virus in Sogatella furcifera [J]. Scientific Reports, 2016, 6: 36254.

[120] Golovko V , Komar M , Sachenko A . Principles of neural network artificial immune system design to detect attacks on computers [C] // International Conference on Modern Problems of Radio Engineering, Telecommunications & Computer Science. IEEE, 2010.

[121] Harmer P K , Williams P D, Gunsch G H, et al. Artificial immune system architecture for computer security applications [J]. IEEE Transactions on Evolutionary Computation, 2002 , 6 (3) : 252-280.

[122] Stepney S, Smith R E, Timmis J, et al. Towards a Conceptual Framework for Artificial Immune Systems [J]. Lecture Notes in Computer Science, 2016, 3239 : 53-64.

[123] Lu T L, Zheng K F, LiuY Q et al. Virus detection model based on dynamic clonal selection algorithm [J]. Journal of Beijing University of Posts & Telecommunications, 2013 , 36 (3) : 39-43.

[124] Kalbhor M , Shrivastava S , Ujjainiya B . An artificial immune system with local feature selection classifier for spam filtering [C] //2013 Fourth International Conference on Computing, Communications and Networking Technologies (ICCCNT). IEEE, 2013.

[125] Richard W. T. Pomfret. Associative Memory in an Immune-Based System. [C] //Twelfth Aaai National Conference on Artificial Intelligence. AAAI Press, 1994.

[126] Cordeiro C A , Vieira E L M , Castro V M , et al. T cell immunoregulation in active ocular toxoplasmosis [J]. Immunology Letters, 2017, 184: 84-91.

[127] Zainal K , Jali M Z . A Perception Model of Spam Risk Assessment Inspired by Danger Theory of Artificial Immune Systems [C] //Elsevier B. V. 2015: 152-161.

[128] Anandkumar A , Devaraj H . Tumour Immunomodulation: Mucins in Resistance to Initiation and Maturation of Immune Response Against Tumours [J]. Scandinavian Journal of Immunology, 2013, 78 (1): 1-7.

[129] Ou C M. An artificial immune-memory model based on idiotypic immune networks: Perspectives on antibody dynamics [J]. Applied Mathematical Modelling, 2016, 40 (23-24) : 10210-10221.

[130] Callard R , Yates A . Cell death and the maintenance of immunological memory [J]. Discrete & Continuous Dynamical Systems, 2001, 1 (1): 43-59.

[131] Das S , Gui M , Pahwa A . Artificial Immune Systems for Self-Nonself Discrimination: Application to Anomaly Detection [M]. Advances of Computational Intelligence in Industrial Systems. 1970.

[132] Chen M H , Chang P C , Wu J L . A population-based incremental learning approach with artificial immune system for network intrusion detection [J]. Engineering Applications of Artificial Intelligence, 2016, 51: 171-181.

[133] Ye N , Li X , Chen Q , et al. Probabilistic techniques for intrusion detection based on computer audit data [J]. IEEE Transactions on Systems Man & Cybernetics Part A, 2001, 31 (4): 0-274.

[134] Lippmann R , Haines J W , Fried D J , et al. The 1999 DARPA off-line intrusion detection evaluation [J]. Computer Networks, 2000, 34 (4): 579-595.

[135] Kamarudin M H , Maple C , Watson T . Hybrid feature selection technique for intrusion detection system [J]. International Journal of High Performance Computing and Networking, 2019, 13 (2): 232.

[136] Zuech R , Khoshgoftaar T M , Wald R . Intrusion detection and Big Heterogeneous Data: a Survey [J]. Journal of Big Data, 2015, 2 (1): 3.

[137] Louvieris P , Clewley N , Liu X . Effects-based feature identification for network intrusion detection [J]. Neurocomputing, 2013, 121 (dec. 9): 265-273.

[138] Banerjee U, Arya K V. Optimizing Operating Cost of an Intrusion Detection System [J]. Intl J of Communications Network & System Sciences, 2013 , 6 (1) : 29-36.

[139] Yuan S, Liu P , Zhao E. Research on Security Protection of the

Communication Network for Space TT&C Based on TCP/IP Protocol Vulnerabilities [C] // Conference of Spacecraft Tt&c Technology in China , . Springer, Singapore, 2016.

[140] Nalavade K. Denial of Service on TCP/IP Security Protocols: Vulnerabilities, Tools and Countermeasures [J]. International Journal of Data & Network Security , 2014 , 4 (1).

[141] Aburomman A A , Reaz M B I . Ensemble of binary SVM classifiers based on PCA and LDA feature extraction for intrusion detection [C] //2016 IEEE Advanced Information Management, Communicates, Electronic and Automation Control Conference (IMCEC). IEEE, 2016.

[142] Jongsuebsuk P , Wattanapongsakorn N , Charnsripinyo C . Real-time intrusion detection with fuzzy genetic algorithm [C] //International Conference on Electrical Engineering/electronics, Computer, Telecommunications & Information Technology. IEEE, 2013.

[143] Dimitrov V , Korotkich V . Fuzzy Logic: A Framework for the New Millennium [J]. Studies in Fuzziness and Soft Computing, 2002, 81.

[144] Liu, Zhijun, Pu, et al. The analysis of application of data mining technology in the system of intrusion detection [J]. International Journal of Technology Management, 2014 (6): 4-5.

[145] Ding Y , Fu X . Kernel-based fuzzy c-means clustering algorithm based on genetic algorithm [J]. Neurocomputing, 2016, 188 (5): 233-238.

[146] Iswardani A , Riadi I . Denial of Service Log Analysis Using Density K-Means Method [J]. Journal of Theoretical & Applied Information Technology, 2016, 2083 (2): 299-302.

[147] Sathiya G , Kavitha P . An efficient enhanced k-means approach with improved initial cluster centers [J]. Middle East Journal of Scientific Research, 2014, 20 (4): 485-491.

[148] Chen X , Liu W , Qiu H , et al. APSCAN: A parameter free algorithm for clustering [J]. Pattern Recognition Letters, 2011, 32 (7): 973-986.

[149] Wu C , Gu Y , Yu G . DPSCAN: Structural Graph Clustering Based

on Density Peaks [M]. Database Systems for Advanced Applications. Springer, Cham, 2019.

[150] Zhang W , He H , Cao B . Identifying and evaluating the internet opinion leader community based on k-clique clustering [J]. Neural Computing and Applications, 2013, 25 (3-4): 595-602.

[151] Chaudhary A , Tiwari V N , Kumar A . A New Intrusion Detection System Based on Soft Computing Techniques Using Neuro-Fuzzy Classifier for Packet Dropping Attack in MANETs [J]. International Journal of Network Security, 2016, 18 (3): 514-522.

[152] Miyakawa M . Analysis of Incomplete Data in Competing Risks Model [J]. IEEE Transactions on Reliability, 1984, R-34 (4): 293-296.

[153] Khan I , Huang J Z , Ivanov K . Incremental density-based ensemble clustering over evolving data streams [J]. Neurocomputing, 2016, 191: 34-43.

[154] Rani M S , Sumathy S . Analysis of KNN, C5. 0 and one class svm for intrusion detection system [J]. International Journal of Pharmacy and Technology, 2016, 8 (4): 26251-26259.

[155] Liu Y , Wan M , Zhang S , et al. Research of the Network Information Monitoring System Based on P2DR Model [C] //Second International Conference on Computer Modeling & Simulation. IEEE Computer Society, 2010.

[156] Beg A H , Islam M Z . Novel crossover and mutation operation in genetic algorithm for clustering [C] //IEEE Congress on Evolutionary Computation. IEEE, 2016.

[157] Qiu X , Xu J X , Tan K C , et al. Adaptive Cross-Generation Differential Evolution Operators for Multiobjective Optimization [J]. IEEE transactions on evolutionary computation, 2016, 20 (2): 232-244.

[158] Somani G, Gaur M S, Sanghi D, et al. DDoS attacks in cloud computing [J]. Computer Communications, 2017, 107 (C): 30-48.

[159] Suresh S , Sankar Ram N . Feasible DDoS attack source traceback scheme by deterministic multiple packet marking mechanism [J]. Journal of Su-

percomputing, 2018: 1-15.

[160] Genge B , Enachescu C . ShoVAT: Shodan-based vulnerability assessment tool for Internet-facing services [J]. Security & Communication Networks, 2016, 9 (15): 2696-2714.

[161] Maček N, Milosavljević M. Reducing U2R and R2L Category False Negative Rates with Support Vector Machines [J]. Serbian Journal of Electrical Engineering, 2014 , 11 (1) : 175-188.

[162] SalemD. Cost-Sensitive Access Control for Detecting Remote to Local (R2L) and User to Root (U2R) Attacks [J]. International Journal of Emerging Trends & Technology in Computer Science, 2017, 43 (2) : 124-129.

[163] Liu J , Yu J , Shen S . Energy-efficient two-layer cooperative defense scheme to secure Sensor-Clouds [J]. IEEE Transactions on Information Forensics & Security, 2017: 1-1.

[164] Deepak Kumar, NikhilKumar. An Approach for Collaborative Decision in Distributed Intrusion Detection System [J]. International Journal of Computer Applications, 2016 (133): 8-14.

[165] Yang B. The data clustering based dynamic risk identification of biological immune system: mechanism, method and simulation [J]. Cluster Computing, 2018 (7330) : 1-14.

[166] Banerjee S. An Immune System Inspired Theory for Crime and Violence in Cities [J]. Interdisciplinary Description of Complex Systems, 2017 , 15 (1) : 133-143.

[167] Zheng D , Li F , Zhao T . Self-adaptive statistical process control for anomaly detection in time series [J]. Expert Systems with Application, 2016, 57 (9): 324-336.

[168] Mahbod Tavallaee, Ebrahim Bagheri, Wei Lu, et al. A detailed analysis of the KDD CUP 99 data set [C] // IEEE International Conference on Computational Intelligence for Security & Defense Applications. IEEE, 2009.

[169] Yoon S , Choo H L , et al. Behavior-Based Detection for Malicious Script-Based Attack [C] // International Conference on Computer Science & Its

Applications. Springer Singapore, 2016.

[170] Gupta S , Gupta B B. Cross - Site Scripting (XSS) attacks and defense mechanisms: classification and state - of - the - art [J]. International Journal of System Assurance Engineering & Management , 2017: 1-19.

[171] Lecun Y , Bengio Y , Hinton G . Deep learning [J]. Nature, 2015, 521 (7553): 436.

[172] Garea A S , Heras D B , Argüello F. Caffe CNN-based classification of hyperspectral images on GPU [J]. Journal of Supercomputing , 2018 (3) : 1-13.